ユニバーサルデザインで考える
食事デザイン・食育

高血圧
— 肥満・メタボリックシンドローム —
食事ガイド

総監修　**猿田享男**　慶應義塾大学名誉教授

編集幹事代表
医学領域　**勝川史憲**　慶應義塾大学 スポーツ医学研究センター助教授
栄養領域　**山下光雄**　慶應義塾大学 スポーツ医学研究センター所員（教授・管理栄養士）

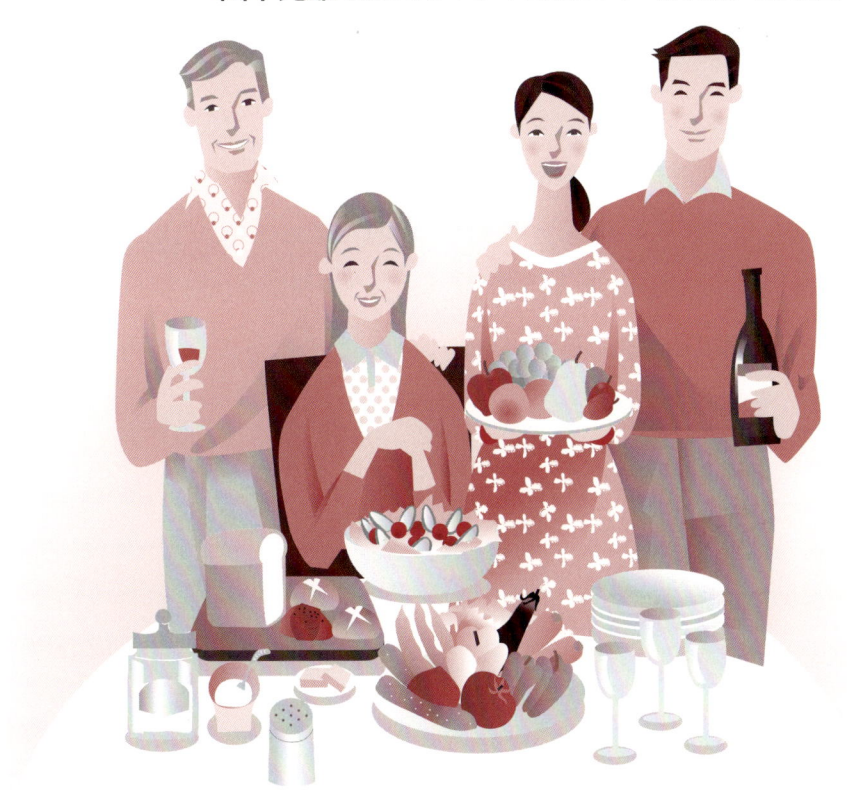

建帛社
KENPAKUSHA

刊行にあたって

　高血圧は，生活習慣病の中で最も患者数が多く，また，肥満と関連して他の生活習慣病とも共存しやすい。高血圧を基礎に発症する脳卒中や心臓病などの疾患による死亡率は，がんの死亡率にも匹敵することから，血圧のコントロールはきわめて重要である。

　薬物治療の適応となる高血圧患者においても，生活習慣の修正は治療の基本であるが，高血圧のレベルには至らないものの，血圧が軽度に上昇してリスクの増加が認められる人にとっては，食事療法を中心とする生活習慣のコントロールが唯一の対策となる。わが国の高血圧患者は3,300万人と推定されるが，その予備群にあたる人たちはさらに多く，こうした人たちの合併症予防や高血圧への進展予防に，食事療法は大きな貢献を果たすものと考える。

　本書は，日本高血圧学会，日本肥満学会の治療ガイドライン等を参考にし，それらの食事指針にきめ細かく対応できる諸条件を示した。従来の食品成分表示の三大栄養素の重量による記載をはなれ，エネルギー比率の把握が容易なように配慮し，医学・栄養学の近年のエビデンスを食事療法の実践に応用しやすいよう配慮した。肥満に関連して高血圧を含む動脈硬化性疾患を複数合併するメタボリックシンドロームについては，食品のエネルギー密度の把握を可能とし，食事制限の長期的な維持にも配慮した。

　本書を成すにあたっては多くの医師や栄養士の皆様にご協力をいただいたが，とりわけ，本書の内容の一部や公刊については，コンパスヘルスケア研究会から多大の援助・助成を賜った。ここに記して感謝する次第である。

平成18年8月吉日

総監修　猿田享男
編集幹事代表　勝川史憲
　　　　　　　山下光雄

目次

1. 高血圧とは …… 1

1 血圧のしくみ …… 1
2 高血圧にともなう合併症のいろいろ …… 2
3 血圧と心筋梗塞・脳梗塞のリスク …… 4
4 血圧値の分類と降圧目標（血圧の目標値） …… 6
5 血圧コントロールのための生活習慣の修正 …… 7
- 1 食塩の制限 …… 7
- 2 野菜・果物の積極的摂取 …… 7
- 3 適正体重の維持 …… 8
- 4 運　動 …… 8
- 5 アルコールの制限 …… 8
- 6 禁　煙 …… 8
- 7 定期的な服薬 …… 9

2. 高血圧と肥満 …… 10

1 体型による肥満の判定 …… 10
- 1 洋梨型肥満・りんご型肥満 …… 10
- 2 皮下脂肪型肥満・内臓脂肪型肥満 …… 10

2 メタボリックシンドローム …… 11
3 軽度の減量のメリット …… 12
4 肥満症治療食の考え方 …… 12
- 1 肥満症治療ガイドライン2006 …… 12
- 2 WHO の諮問会議報告書のエネルギー処方 …… 13
- 3 体重維持期のエネルギー摂取量を考える …… 13
- 4 エネルギー密度を考慮する …… 14

3. 食のユニバーサルデザイン …… 15

1 食のユニバーサルデザイン（万人向けの食事設計）とは …… 15

2 食品を熱量(エネルギー)と重量で理解する……………………16
　1 食品を熱量で理解する……………………………………………16
　2 食品を重量で理解する……………………………………………16
　3 100kcalで考える食のユニバーサルデザイン…………………17
　4 食のユニバーサルデザインの実践─ダイエットデザインハウス……17

3 ダイエットデザインハウス(折り紙)………………………………18
　● ダイエットデザインハウスの作り方………………………………18

4 食事バランスガイドへの適用………………………………………20
　1 食事バランスガイドとは…………………………………………20
　2 ダイエットデザインハウスの食事バランスガイドへの応用………20
　3 ダイエットデザインハウス（折り紙）で考える高血圧・肥満症・メタボリックシンドロームの予防と治療の食事…………………………22

5 食品熱量配分例………………………………………………………24
　① 1,000kcal食例…………………24　　④ 1,600kcal食例…………………27
　② 1,200kcal食例…………………25　　⑤ 1,800kcal食例…………………28
　③ 1,400kcal食例…………………26　　⑥ 2,000kcal食例…………………29

6 ダイエットデザインハウスによる食事デザイン……………………30

7 1日の食事による熱量配分…………………………………………31

4. 献立例（主食, 副菜, 主菜, 牛乳・乳製品, 果物）……32

5. 100kcal当たり栄養評価基準表………38
　● 表1. 摂取不足を危惧して………………………………………………38
　● 表2. 疾病を考慮した過剰摂取を危惧して……………………………39

6. 100kcal食品栄養評価表……………40
　1. 主食類……………………………40　　6. 油　類……………………………112
　　● コラム　　　　　50, 51　　　　　7. 菓子類……………………………114
　2. 副菜類……………………………52　　8. し好飲料類………………………116
　3. 主菜類……………………………72　　9. 調味料類…………………………118
　　● コラム　　　　　98, 99　　　　　● コラム　　　　　　　　124
　4. 牛乳・乳製品類…………………100　　10. 外　食…………………………126
　5. デザート（果実類）……………102

1. 高血圧とは

高血圧とは，血圧が持続的に高い状態です。血圧は，たとえ高くてもほとんどの場合，特別な自覚症状はありません。しかし，その状態を放置しておくと，心臓や血管にじわじわとダメージを与え続け，やがて脳卒中や心筋梗塞などの致命的な病気の引き金となります。高血圧が「サイレントキラー」と呼ばれる理由です。

正しい知識をもとに，日常の生活習慣を軌道修正し，この「サイレントキラー」から身を守りましょう。

1 血圧のしくみ

血液は，私たちの体のすみずみまで酸素と栄養分を届ける役目をしています。心臓のポンプ機能によって血液は全身を循環しています。

血圧とは心臓から送り出された血液が動脈壁を押す圧力のことです。

心臓は，収縮と拡張を繰り返しており，心臓が収縮したときの血圧を「収縮期血圧」（最高血圧），心臓が拡張したときの血圧を「拡張期血圧」（最低血圧）と呼びます。

収縮期

心臓の左心室が収縮し，大動脈に血液が送り出される。このとき動脈にかかる圧が最も高くなる。

拡張期

左心室が拡張して，左心房から新たに血液が流れ込んでくる。このとき動脈にかかる圧は最も低くなる。

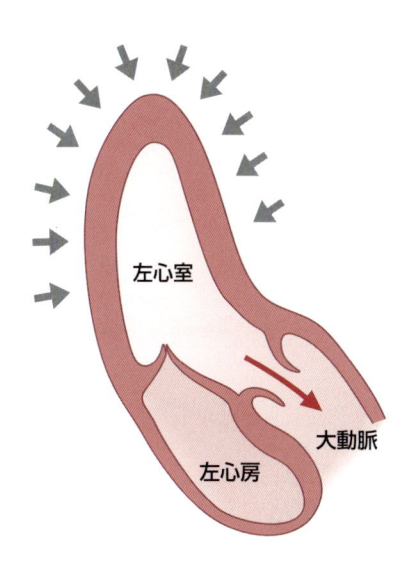

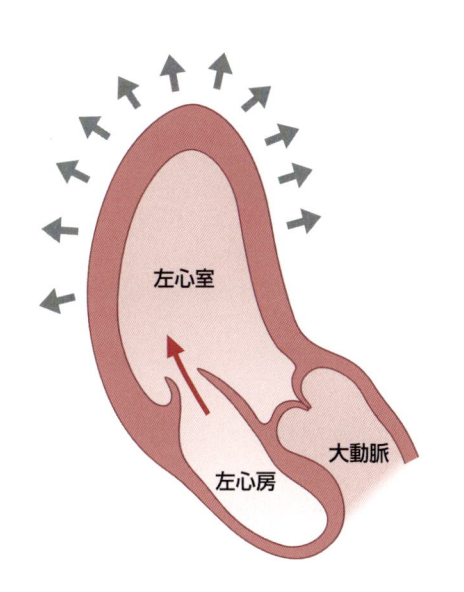

2 高血圧にともなう合併症のいろいろ

高血圧が長く続くと血管に負担がかかり，体のいろいろなところに変化が起こります。これを放置するとやがて怖い合併症を引き起こします。

脳

脳の血管が動脈硬化を起こして細くなり，そこで血液の固まりができて血管がつまると，その下流にある脳細胞が死んでしまいます（脳梗塞）。また，動脈硬化でもろくなった血管が急に破れて脳出血を起こす場合もあります。

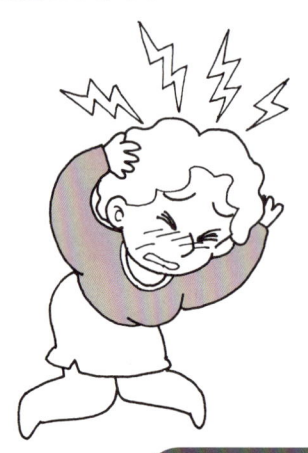

心臓

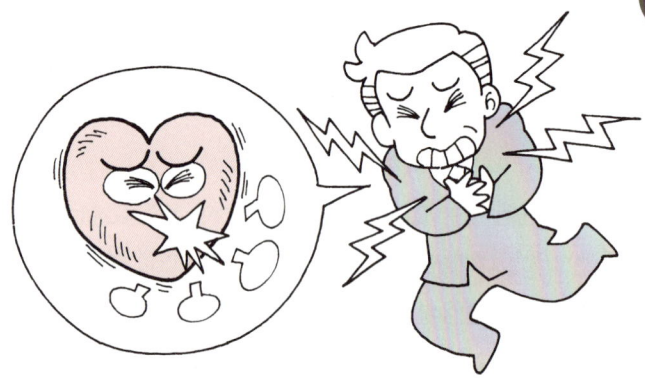

心臓に酸素や栄養を送る冠動脈が動脈硬化を起こし，流れが悪くなって胸痛を起こしたり（狭心症），血管がつまって，心臓のポンプ機能の低下や不整脈による突然死を起こしたりします（心筋梗塞）。また，血圧（動脈の圧）が持続的に高いと，心臓はこれに対抗して血液を送り出さなくてはならないので，心肥大（心臓の筋肉の肥大）を起こし，やがては心不全に至ります。

腎臓

腎臓は糸球体と呼ばれる毛細血管の束とこれを受けるボーマン嚢からできています。血圧が高いところの糸球体の毛細血管に動脈硬化が起こり（腎硬化症），進行すると腎機能が低下して血液中の老廃物や水分のろ過ができなくなります（腎不全）。腎臓の障害は血圧を上げる原因にもなり，悪循環を形成します。

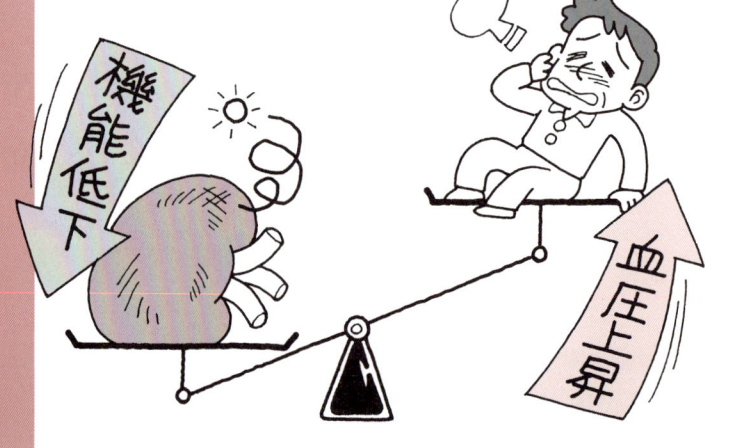

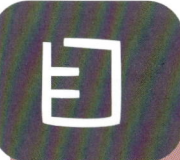

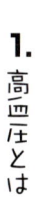

目

網膜の細動脈が出血して視力障害をきたし，繰り返すと失明に至ります。

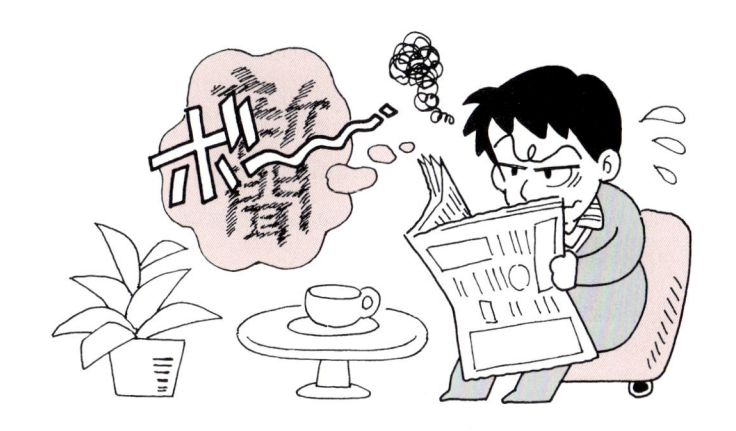

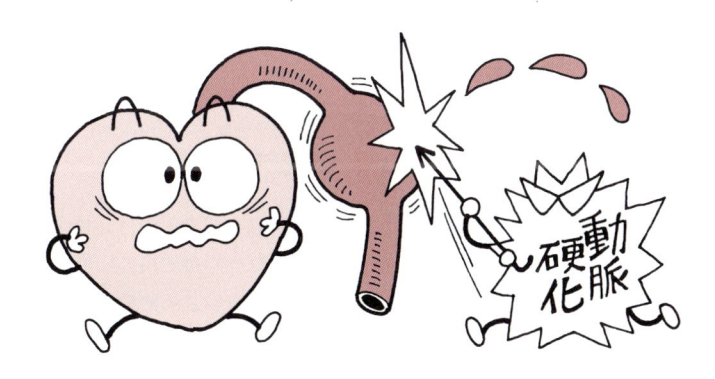

動脈

大動脈の壁が硬くもろくなり，血管壁が壊れて大動脈瘤というコブができます。このコブはやがて破裂し，高い確率で死亡します。

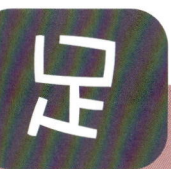

足

手足の動脈が硬化すると，血液を十分供給できなくなり，手足の冷えやしびれ，一定の距離を歩くと痛みを感じるなどの症状が出ます。

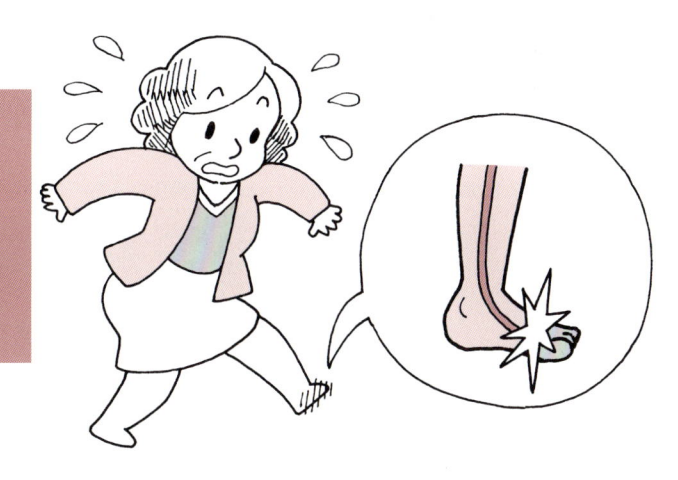

●高血圧にともなう血管・臓器の障害

脳	脳出血，脳梗塞，無症候性脳血管障害，一過性脳虚血発作，認知機能障害
心臓	左室肥大，狭心症，心筋梗塞，心不全
腎臓	たんぱく尿，腎障害，腎不全
血管	動脈硬化性プラーク，頸動脈内膜・中膜壁圧の肥厚，大動脈解離，閉塞性動脈疾患
眼底	高血圧性網膜症

1. 高血圧とは

3 血圧と心筋梗塞・脳梗塞のリスク

●血圧分布で見た心筋梗塞による死亡のリスク

Multiple Risk Factor Intervention Trial

米国人男性35万人を12年間フォローアップし，調査開始時の血圧と心筋梗塞による死亡リスクの関係を見たものです。

血圧は低い方から10％ごとにグループ化して比較しています。

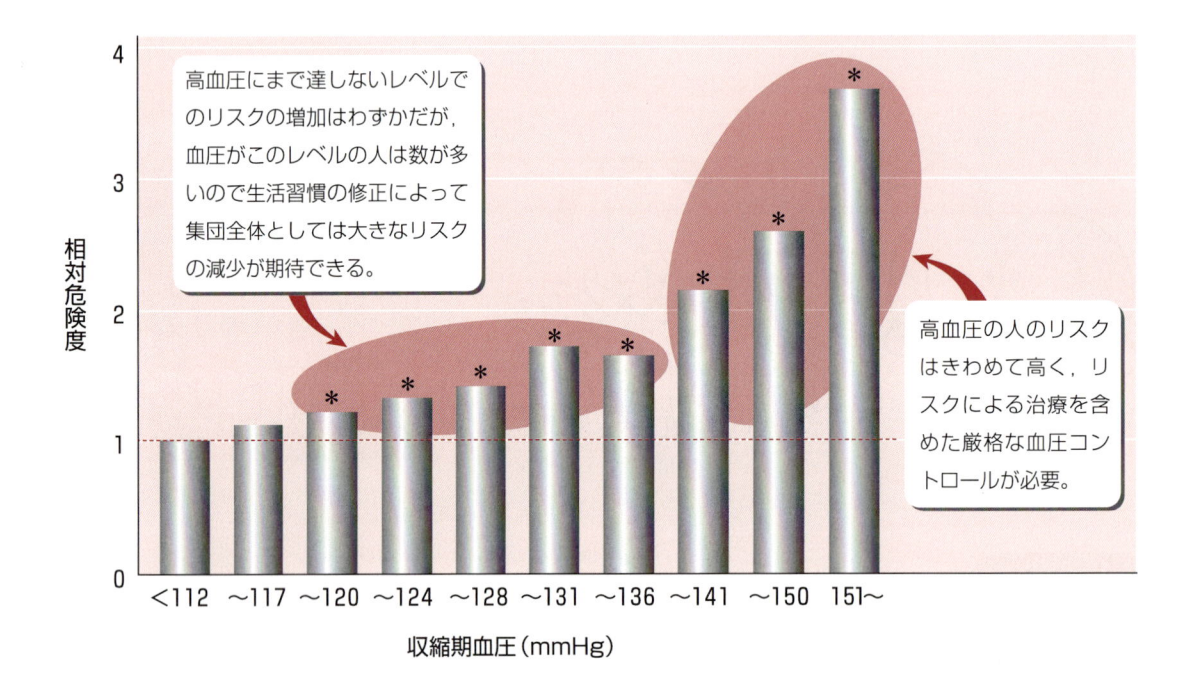

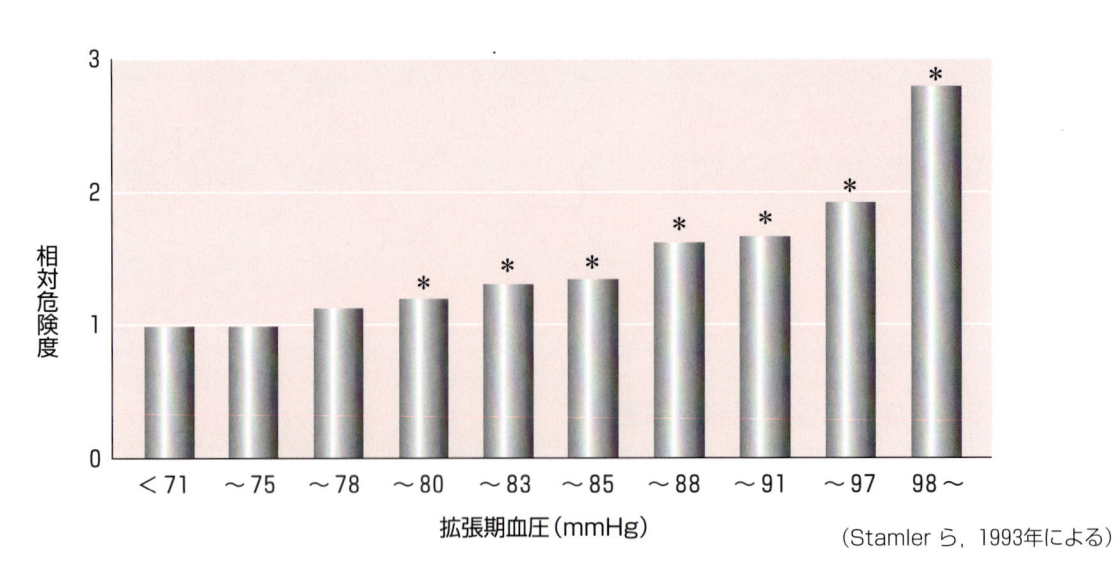

高血圧にまで達しないレベルでのリスクの増加はわずかだが，血圧がこのレベルの人は数が多いので生活習慣の修正によって集団全体としては大きなリスクの減少が期待できる。

高血圧の人のリスクはきわめて高く，リスクによる治療を含めた厳格な血圧コントロールが必要。

収縮期血圧（mmHg）

拡張期血圧（mmHg）

（Stamler ら，1993年による）

●血圧分類別に見た脳梗塞発症率
久山町住民降圧薬非服用者，年齢調整，1961〜1993年

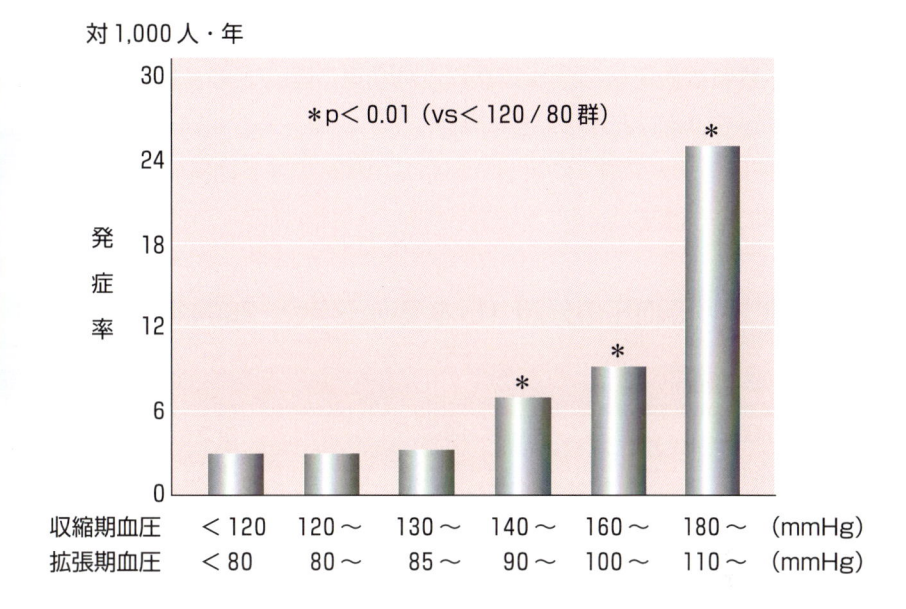

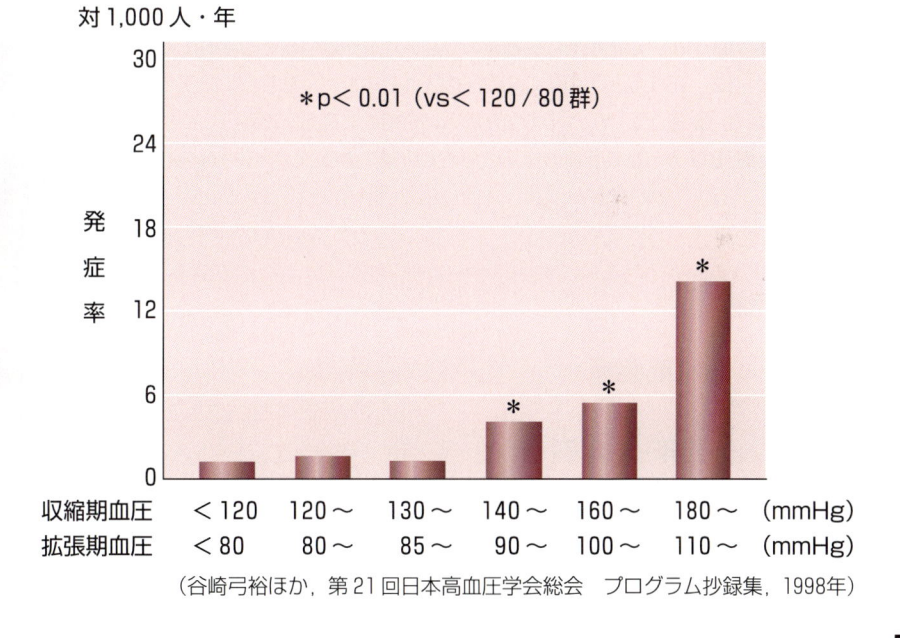

男性

対1,000人・年
発症率

$*p < 0.01$ （vs $< 120/80$ 群）

| 収縮期血圧 | < 120 | $120\sim$ | $130\sim$ | $140\sim$ | $160\sim$ | $180\sim$ (mmHg) |
| 拡張期血圧 | < 80 | $80\sim$ | $85\sim$ | $90\sim$ | $100\sim$ | $110\sim$ (mmHg) |

女性

対1,000人・年
発症率

$*p < 0.01$ （vs $< 120/80$ 群）

| 収縮期血圧 | < 120 | $120\sim$ | $130\sim$ | $140\sim$ | $160\sim$ | $180\sim$ (mmHg) |
| 拡張期血圧 | < 80 | $80\sim$ | $85\sim$ | $90\sim$ | $100\sim$ | $110\sim$ (mmHg) |

（谷崎弓裕ほか，第21回日本高血圧学会総会　プログラム抄録集，1998年）

　血圧の上昇とともに心筋梗塞，脳梗塞のリスクが増すことがわかります。また，血圧が140／90mmHgに達しないレベルでも心筋梗塞のリスクは増加していることから，生活習慣の修正による血圧のコントロールが必要なことがわかります。

1. 高血圧とは

4 血圧値の分類と降圧目標（血圧の目標値）

2004年，日本高血圧学会は，新しい高血圧の治療ガイドラインを発表しました。下の表は，そこで示された血圧値の分類です。これを見ると，従来よりも低いレベルに血圧を保つことを目標にしていることがわかります。

高血圧は日本人の成人にとって最も多い病気です。血圧値の分類と降圧目標を覚えておき，血圧管理に心がけましょう。

●成人における血圧の分類（日本高血圧学会，2004年）

分類	収縮期血圧		拡張期血圧
至適血圧	＜120	かつ	＜80
正常血圧	＜130	かつ	＜85
正常高値血圧	130〜139	または	85〜89
軽症高血圧	140〜159	または	90〜99
中等症高血圧	160〜179	または	100〜109
重症高血圧	≧180	または	≧110
収縮期高血圧	≧140	かつ	＜90

至適血圧：心筋梗塞や脳梗塞のリスクが最も低い理想的な血圧です。
正常血圧：若年・中年の高血圧の人はこのレベルを目標に血圧をコントロールします。
正常高値血圧：このレベルの血圧の人は長期的に高血圧に移行しやすいことがわかっています。
軽症高血圧以上：生活習慣の修正に加えて服薬によるコントロールを必要とするレベルです。

●降圧目標

高齢者 →	140/90mmHg未満
若年・中年者 →	130/85mmHg未満
糖尿病患者・腎障害患者 →	130/80mmHg未満

5 血圧コントロールのための生活習慣の修正

　食事や運動など日常生活全般にわたる生活習慣の修正は高血圧治療の基本です。服薬で血圧をコントロールしている人も積極的に取り組みましょう。
　日本高血圧学会治療ガイドラインでは生活習慣の修正として次の項目をあげています。

●生活習慣の修正項目

① 食塩制限6 g/日未満
② 野菜・果物の積極的摂取＊
　コレステロールや飽和脂肪酸の摂取を控える
③ 適正体重の維持：BMI（体重（kg）÷［身長（m）］の2乗）で25を超えない
④ 運動療法：心血管病のない高血圧患者が対象で，有酸素運動を毎日30分以上を目標に定期的に行う
⑤ アルコール制限：エタノールで男性は20～30 ml/日以下，女性は10～20 ml/日以下
⑥ 禁煙
　生活習慣の複合的な修正はより効果的である

＊ただし，野菜・果物の積極的摂取は，重篤な腎障害をともなうものでは，高カリウム血症をきたす可能性があるので推奨されない。また，果物の積極的摂取は摂取熱量の増加につながることがあるので，糖尿病患者では推奨されない。

① 食塩の制限

1日2,300 mg（食塩相当量6 g）未満に

　ナトリウムは体に必要な成分であり，食事をおいしく食べる条件です。しかし，過剰の摂取は血圧を上昇させます。調味料や加工食品は食塩を加えて作りますが，多くの食品にはナトリウム（Na）として含まれます。塩分は1食2 g（ナトリウム量で1食700 mg）を目安とします。

② 野菜・果物の積極的摂取

　野菜は毎食1皿（100 g以上），1日3皿以上（400 g・100 kcal）くらいを目安とします。野菜はナトリウムを排泄するカリウムを多く含みます。また，体に必要なビタミンやミネラル，食物繊維を多く含んでいます。細かく刻んだり，熱を加えたり温野菜にすると細胞が壊れて有効成分が失われますので，可能ならば生野菜を大きめに刻んで食べることをおすすめします。
　果物は，りんごなら小1個（100 kcal）くらいを目安とします。果物はカリウムやビタミンC，食物繊維などを多く含んでいます。1日に摂取する目安はりんご（小）1個，もも1個，かき1個，キウイフルーツ2個，みかん中3個などです。糖尿病を合併した人には，摂取エネルギー量の増加につながることがあるので積極的な摂取はおすすめできません。

❸ 適正体重の維持

BMI（Body Mass Index）が25を超えないようにしましょう。肥満の人は，適正体重まで減量しなくても現在の体重を 4 ～ 5 kg 減らすだけで，血圧が大きく低下することがわかっています。気長に減量に取り組みましょう。

❹ 運　動

心臓や血管の疾患がない場合は，運動強度が中等度の有酸素運動（速足のウォーキングなど）を毎日30分以上を目標に定期的に行いましょう。1 回運動を行うとその後22時間ほどは血圧が下がるので，特に毎日行うことが重要です。

❺ アルコールの制限

意外に知られていないことですが，飲酒は血圧を上昇させます。アルコールはエタノール換算で，男性は 1 日20～30 g（100 kcal），女性は10～20 g（75 kcal）以下にしましょう。

エタノール換算30 g（ワンドリンク）の目安量は以下のとおりです。ただし血圧のためにはこの量では多いということになります。

ビール	大ビン 1 本弱
日本酒	1合
ウイスキー	ダブル1杯
ワイン	250 ml（グラス 4 杯）

❻ 禁　煙

習慣的な喫煙が高血圧をもたらすことはありません。しかし，喫煙は心筋梗塞や脳卒中のリスクを増し，多くのがんの原因となります。したがって血圧の高い人は禁煙をすべきです。

⑦ 定期的な服薬

以上の生活習慣の修正による降圧効果は平均的に以下の程度であることがわかっています。

減　塩	−4.9/−2.6mmHg
野菜・果物の摂取 （高血圧の人）	−5.5/−3.0mmHg −11.4/−5.5mmHg
減　量（−5.5%）	−5.9/−4.2mmHg
運　動 （高血圧の人）	−3.6/−2.7mmHg −7.4/−5.8mmHg
減　酒（10g／日）	−1〜2/−1mmHg

これらの項目の中には，すべての人にとって有効ではないものもあり，また，複数の項目を同時に行っても，単独の項目を行った場合に比べて追加の降圧が得られない場合があります。

したがって，血圧のコントロール目標を大きく上回っている人の場合，生活習慣の修正に加えて，薬物療法を厳格に行うことが，高血圧による血管のダメージを防ぐうえで重要です。

こうした定期的な服薬も健康的な生活習慣の一環としてとらえるべきでしょう。

2. 高血圧と肥満

1 体型による肥満の判定

　肥満は体脂肪が過剰に蓄積した状態で，高血圧だけでなく，さまざまな生活習慣病を合併しやすいことが知られています。BMIは，

$$BMI = 体重(kg) \div 身長(m)の2乗$$

によって求めらる体格指数で，肥満した人では体脂肪量をよく反映し，肥満度の指標として用いられます。

　一方，肥満にともなう病気のリスクは，BMIだけでなく，体脂肪がどこについているか（体脂肪の分布）によって大きく左右されます。以下の❶❷のような分類があります。

❶ 洋梨型肥満・りんご型肥満

　写真左の女性は，臀部や下腿に体脂肪が多くついており，外見から洋梨型肥満と呼ばれます。写真右の男性は，腹部を中心に体脂肪が多くついており，外見からりんご型肥満と呼ばれます。こちらのタイプの肥満（腹部型肥満）の方が，動脈硬化に関連する病気の合併が多いことが知られています。

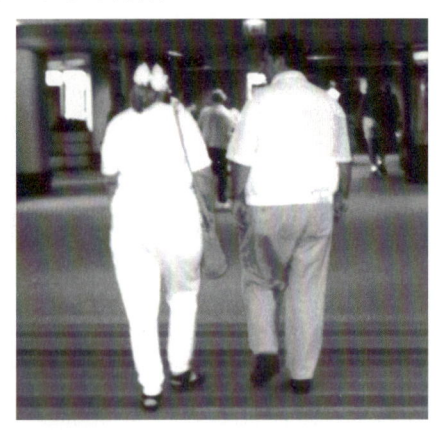

❷ 皮下脂肪型肥満・内臓脂肪型肥満

　下の図は，腹部CT検査を行い，臍の高さでの体脂肪の面積を見たものです。腹壁の皮下脂肪（白い部分）が多く蓄積していますが，腹腔内の腸の周囲の脂肪（内臓脂肪：ピンクの部分）はそれほど多くありません。若い年齢層（特に女性）によく見られるタイプ（皮下脂肪型肥満）です。血液中のインスリン濃度が高く，同年齢の正常体重の人に比べると高血圧や高脂血症の合併も多く，予防的な注意が必要です。

内臓脂肪面積 <100cm²

●腹壁の皮下の部分に，厚い脂肪の層が見られる。
●腸の周囲の内臓脂肪は少ない。

内臓脂肪
皮下脂肪

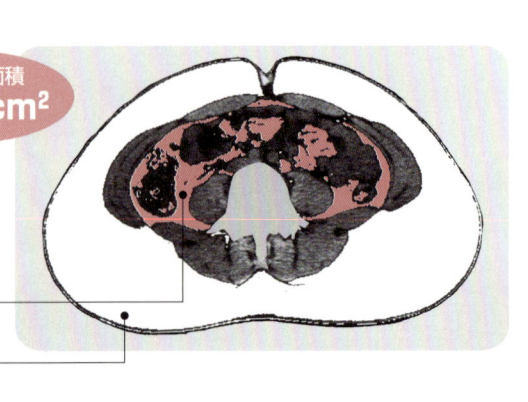

一方，下の図では，腹腔内の内臓脂肪（ピンクの部分）が多く蓄積していますが，腹壁の皮下脂肪（白い部分）はわずかです。若いころ正常体重だった人がその後に体重が増加した場合に典型的に見られるタイプ（内臓脂肪型肥満）です。こちらの肥満は，糖尿病を中心とする種々の合併症をともないやすいことが知られています。内臓脂肪は一つ一つの細胞が大きくなって脂肪を蓄積し，肥大した脂肪細胞がさまざまの「アディポサイトカイン」を血液中に分泌することが，その一つの原因となっています。

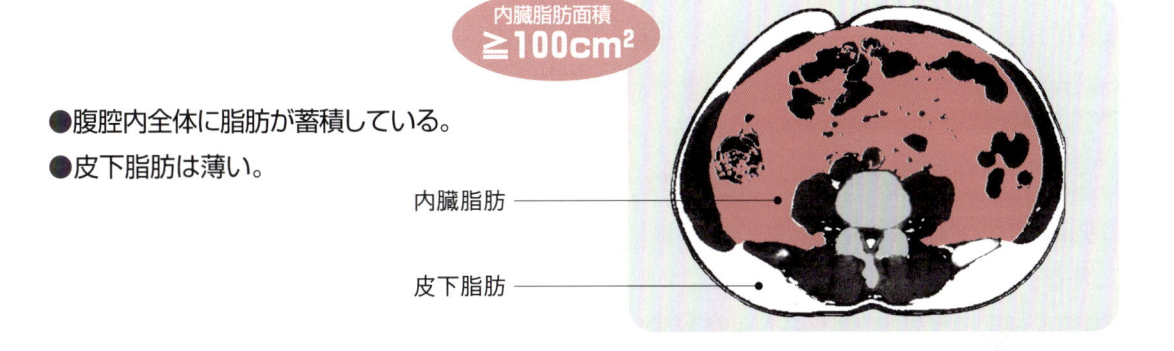

内臓脂肪面積
≧100cm²

●腹腔内全体に脂肪が蓄積している。
●皮下脂肪は薄い。

内臓脂肪
皮下脂肪

2 メタボリックシンドローム

肥満にともなって高血圧，高脂血症（中性脂肪の増加，HDLコレステロールの低下），耐糖能異常（糖尿病）などの生活習慣病を複数合併した状態をメタボリックシンドロームと呼びます。2005年には，日本内科学会などの8つの学会により，わが国におけるメタボリックシンドロームの診断基準が発表されました。ウエスト周囲径の増加を必須項目とし，これに加え「血中脂質」，「血圧」，「血糖」のうち二つ以上が基準値をはずれた場合を「メタボリックシンドローム」と診断するとしています。

厚生労働省が2006年5月に発表した「平成15年国民健康栄養調査結果の概要」によれば，メタボリックシンドロームおよびその予備群とみられる人の割合は，40〜74歳の男性では約半数，女性では5分の1となっています。非常に数が多いのは，通常の生活習慣の人でも動脈硬化になってしまう，そのような問題ある生活環境になっていることを示しています。悪しき生活習慣を改善する，という発想ではなく，より健康的な生活習慣を選び取っていくという考え方が必要です。

■ **メタボリックシンドロームの診断基準**

ウエスト周囲径が
男性：85cm以上　女性：90cm以上

しかも

血 圧
収縮期血圧130mmHg以上
かつ/または
拡張期血圧85mmHg以上

血 糖
空腹時血糖110mg/dl以上

血中脂質
HDLコレステロール（善玉）40mg/dl未満
かつ/または
中性脂肪150mg/dl以上

2. 高血圧と肥満

3 軽度の減量のメリット

一般に食事制限による減量効果は，減量前の体重の８％減程度とされています。しかも，食事制限を３年から4～5年続けているうちに体重は少しリバウンドし，平均的には減量前の４％減程度に戻ってしまうことが明らかとなっています。一方，従来の運動療法の減量効果は２％減程度です。食事や運動療法は，この程度の減量しか期待できず，肥満した人が標準体重までの減量を達成することは平均的には困難であることをはじめに理解しておく必要があります。

しかし，５～10％程度の軽度の減量でも，血圧，血中脂質，血糖などは大きく改善することが知られています。日本肥満学会が2006年に発表した「肥満症治療ガイドライン2006」でも５（～10）％の減量を当面の減量目標とするとしています。米国のNIH（国立衛生研究所）の肥満治療指針（1998年）では，半年で10％の減量を達成し，その後半年はその体重の維持に努めること，体重を半年維持したうえで可能であればさらなる減量を考慮することとしています。マスコミなどで宣伝される急激な減量とは異なり，医学的な減量はきわめてオーソドックスで地道な過程であることを理解してください。

4 肥満症治療食の考え方

❶ 肥満症治療ガイドライン2006

日本肥満学会の「肥満症治療ガイドライン2006」では，通常の治療食のエネルギー量を200 kcal刻みで設定し，さらに，たんぱく質，炭水化物，脂質，ビタミンとミネラルのとり方について記しています。三大栄養素のエネルギー比率については，欧米の食事に比べて，わが国の脂肪摂取量は現在でも少なく，炭水化物の量が多いことから，脂肪20～30％以下，たんぱく質15～20％，炭水化物60％が適当としています。食物繊維の摂取量は25ｇ以上としています。この治療食に対応した食事のデザインが簡単にできる方法をp. 24～28で説明します。

●肥満症治療ガイドライン2006による治療食の分類

名　称		摂取エネルギー（kcal/日）
肥満症治療食	18	1,800
	16	1,600
	14	1,400
	12	1,200
	10	1,000

25≦BMI＜30の肥満症患者では上記の治療食のうち18～12を，30≦BMIでは14～10を用いるとしています。体重が多いほどエネルギー消費量は多いので，肥満度が高度なほど厳しいエネルギー制限を指示していることになります。

② WHOの諮問会議報告書のエネルギー処方

肥満に関するWHO（世界保健機関）の諮問会議の報告書（1997年）では，別の考え方によるエネルギー処方を提唱しているのでご紹介します。

それは，現在のエネルギー摂取量から500～600 kcal少ない摂取量とするというものです。そして現在の摂取量は，食事調査（肥満者ではきわめて信頼性が低い）で求めるのでなく，エネルギー所要量の推測値を用いるべきとしています。こうした緩やかなエネルギー制限の方が（食事制限が実践しやすく）長期的な減量効果に優れており，一方，厳しいエネルギー制限は10～20週間で大きく体重が減少しても，維持のための方策を講じないと減った体重がほとんど元に戻ってしまうことから，こうした方法を提唱しているようです。NIHの肥満治療指針（1998年）もこの方法にならい，現在の摂取量から500～1,000 kcal減らすとしています。

慶應義塾大学病院の肥満外来はこの方法を採用しており，過去5年間のエネルギー量の処方は，BMI 25～29.9の男性では平均2,100 kcal，女性では平均1,770 kcal，BMI 30～34.9では男性2,290 kcal，女性1,790 kcalでした。肥満した人のエネルギー消費量はこれより多いので，こうした緩やかなエネルギー制限でも順調な体重減少が認められます。

③ 体重維持期のエネルギー摂取量を考える

上記いずれのアプローチでも，摂取エネルギー量が消費エネルギー量より少なければ体重は減少します。しかし，肥満コントロールの目標は，体重を減らすことではなく，減った体重を維持することにあることを考慮すると，体重が減った後のことを考えておく必要があります。減った体重が一定レベルで維持されるとき，エネルギーの摂取量と消費量は等しくなります。したがって，減量目標である5～10%体重が減ったときのエネルギー消費量が，体重維持期のエネルギー摂取量となります。

1日のエネルギー消費量を1日当たりの基礎代謝量で割ったPAL（Physical Activity Level）という値を用いると，

エネルギー消費量 ＝ 基礎代謝量 × PAL

と表せます。2005年版厚生労働省策定の「日本人の食事摂取基準」では，特別な運動を行っていない人で実測したエネルギー消費量と基礎代謝量の値をもとに，この身体活動レベルを算出し，身体活動レベル別に

レベルI（低い）	＝	**1.50**
レベルII（ふつう）	＝	**1.75**
レベルIII（高い）	＝	**2.00**

に分類しています。

■実測値で求められたPALの値は，従来考えられていたものより高いことに注意が必要です。「第六次改定日本人の栄養所要量　食事摂取基準（1999年）」では，左記のレベルI～IIIに相当するPAL（生活活動強度とも言う）の値を

I（低い）＝1.3
II（やや低い：現状で大部分の人が該当するレベル）＝1.5
III（適度：望ましい目標）＝1.7

としていました。従来，身体活動量の目安として使われてきた値は，このPALを用いて算出した値で，体重当たり

軽労作（デスクワークが主な人，主婦など）	25～30 kcal/kg
普通の労作（立仕事が多い職業）	30～35 kcal/kg
重い労作（力仕事の多い職業）	35～　kcal/kg

とされています。この値は実際のエネルギー必要量を少なめに見積もっていることになります。

PALの実測値と体重当たりの基礎代謝基準値（kcal/kg 体重／日）（食事摂取基準による）をもとに，18〜69歳の成人の体重 1kg 当たりのエネルギー消費量を求めると，

身体活動レベルⅠ（低い）	=	**31.1〜36.0 kcal/kg**
身体活動レベルⅡ（ふつう）	=	**36.2〜42.0kcal/kg**
身体活動レベルⅢ（高い）	=	**41.4〜48.0 kcal/kg**

となります。

さて，肥満した人が減量すると，同じ体重・体組成で肥満したことがない人よりも基礎代謝は3〜5％少ないとされています。PALの値は肥満した人とそうでない人で大差ないとのことですが，減量後は，意図的な運動以外で身体を動かす量が減る可能性があります。したがって，上記の身体活動レベルと体重を用いて求めたエネルギー消費量より100〜数百kcal少ないエネルギー量が，減量後の維持期の摂取エネルギー量となります。もちろん上記の値は多くの人数の最大公約数的な値で，基礎代謝や身体活動レベルには個人差があり，また，食事量の把握の不正確さ（過小評価することが多い）も影響しますので，最終的には減量後は，体重の変化を細かく見ながら摂取量の微調整が必要です。

④ エネルギー密度を考慮する

私たちは普段の食生活では，お腹が一杯になれば箸を自然に置くといったように，比較的無意識に食事を摂取しており，食品のエネルギー量に想いを馳せることはありません。実際に自由に食事を摂取している場合，満腹感は食事の重量や“かさ”に大きく影響されます。

■水分や三大栄養素の密度はほぼ1なので，食品の場合，重量とかさはほぼ同じものを見ていることになります。

したがって，重量当たりのエネルギー量が高い食事を摂取すると，満腹を感じて箸を置くまでに多くのエネルギー量を摂取することになりやすいことが，多くの研究で明らかにされています。この重量当たりのエネルギー量のことを，エネルギー密度（kcal/g）と呼びます。

食事制限を行っても，それが食欲を十分に満たさなければ，長期的にその食事療法を継続することは困難です。エネルギー量だけでなく，エネルギー密度にも注意を払い，少ないエネルギー量でいかに満腹感を得るかにも配慮する必要があります。通常の食品では，エネルギー密度は脂質と水分の量に大きく影響されることがわかっています。したがって，食品のエネルギー密度を低くするには，脂質を少なく水分を多くするのが原則です。この本では，食品100 kcal当たりの重量を示すことで，エネルギー密度の把握を容易にしてあります（100 kcal当たりの重量が多いほど，エネルギー密度は低いという関係になります）。

3. 食のユニバーサルデザイン

1　食のユニバーサルデザイン（万人向け食事設計）とは

　食事をとおして摂取する栄養素の適正量は，身長・体重・性別（女性の場合は，妊娠・授乳期も考慮）などの身体状況によって異なりますし，生活活動状況によっても異なります。事務仕事でほとんど1日中机に向かって仕事をする人と，スポーツ選手などの活動量の多い人では，当然ながら必要とする栄養素の適正量が違ってきます。

　また，食事の内容についても，疾病予防や病気の状態によって考慮しなければならない栄養素の優先順位が異なり，各個人ごとにチェックポイントが違ってきます。

　このように，身体状況や生活活動状況，健康上留意しなければならない点などがさまざまに異なる人々の，一人一人の食事内容や栄養素摂取量を考えるのは，かなり難しいことです。

　食のユニバーサルデザインは，「いつでも，どこでも，だれでもできる」を目的とした食事・栄養管理の新しいシステムです。健康な人の食事から病気の人の治療食まで，さまざまなニーズの食事条件を満たし，きめ細かな個人対応を可能にするものです。

●食のユニバーサルデザインの7原則

1. だれでも簡単に食事のデザインができること。
2. いつ，どこでも，だれでも利用できること。
3. 使い方が簡単で，だれでもすぐわかること。
4. 食事に必要な情報がすぐ理解できること。
5. うっかりミスや危険につながらないデザインであること。
6. 子どもや高齢者，個人や集団でも，楽しく使用できること。
7. 地球の食糧資源の有効活用に貢献できること。

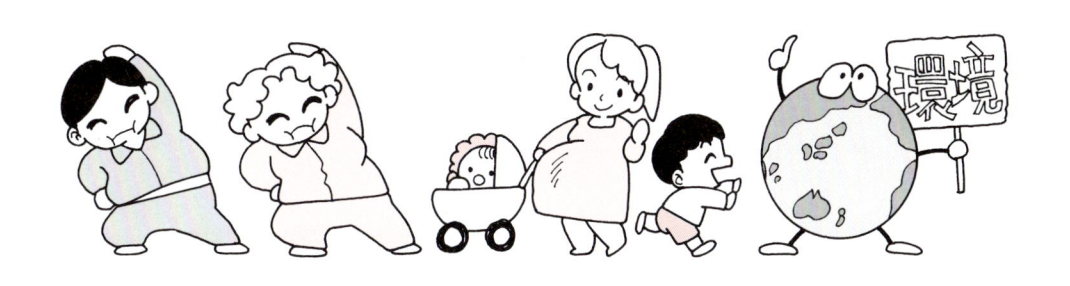

2 食品を熱量（エネルギー）と重量で理解する

　栄養を考える際の基礎となる「日本食品標準成分表」では，食品100g当たりのエネルギーは熱量「kcal」で，エネルギー源であるたんぱく質・脂質・炭水化物は重量「g」で示されています。種々の食品の栄養成分の表示もこれにならっています。しかし，医学的な食事の条件は三大栄養素のエネルギー比率で指示されるので，これではどのような食品をどのように組み合わせて食べればよいのか容易に理解できません。そこでまず，身体と食品の熱量，重量と栄養成分の考え方を別々にとらえてみましょう。

❶ 食品を熱量で理解する

身体・食品の総エネルギー量＝たんぱく質＋脂質＋炭水化物

（単位はkcal）

例 食品名	熱量	たんぱく質	脂質	炭水化物
単位		(%・kcal)		
ごはん	100	6	1	93
食パン	100	14	15	71
牛乳	100	21	52	28
キャベツ	100	14	7	79

ポイント
熱量の評価では通常，脂質と炭水化物のエネルギーが総エネルギー量に大きく影響します。ビタミン，ミネラルはエネルギーになりません。

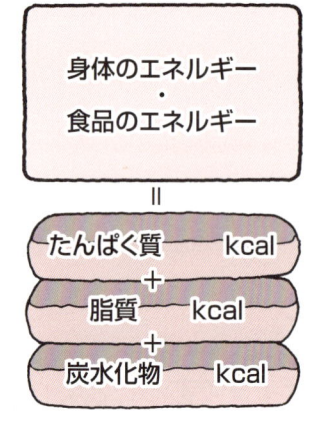

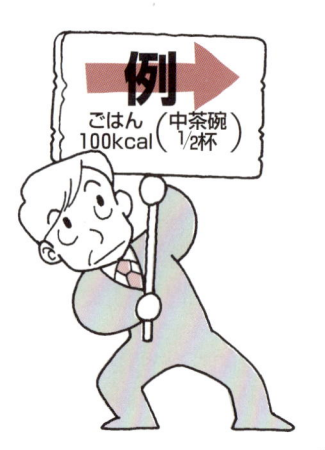

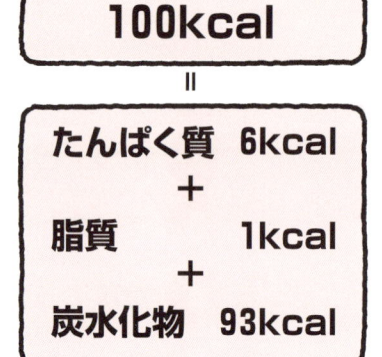

身体のエネルギー・食品のエネルギー
＝
たんぱく質　　kcal
＋
脂質　　kcal
＋
炭水化物　　kcal

例　ごはん（中茶碗½杯）100kcal

100kcal
＝
たんぱく質　6kcal
＋
脂質　1kcal
＋
炭水化物　93kcal

単位は等号の上も下もキロカロリー（kcal）
（ビタミン，ミネラルはエネルギーになりません。）

❷ 食品を重量で理解する

食品の総重量＝水分＋たんぱく質＋脂質＋炭水化物＋灰分

（単位はg）

例 食品名	食品重量	水分	たんぱく質	脂質	炭水化物	灰分
単位			(%・g)			
ごはん	100	60	2.5	0.3	37.1	0.1
食パン	100	38.0	9.3	4.4	46.7	1.6
牛乳	100	87.4	3.3	3.8	4.8	0.7
キャベツ	100	92.7	1.3	0.2	5.2	0.5

ポイント
重量の評価では水分含量が大きく影響します。ミネラルやビタミンなどの灰分も含まれます。

単位はすべてグラム (g)

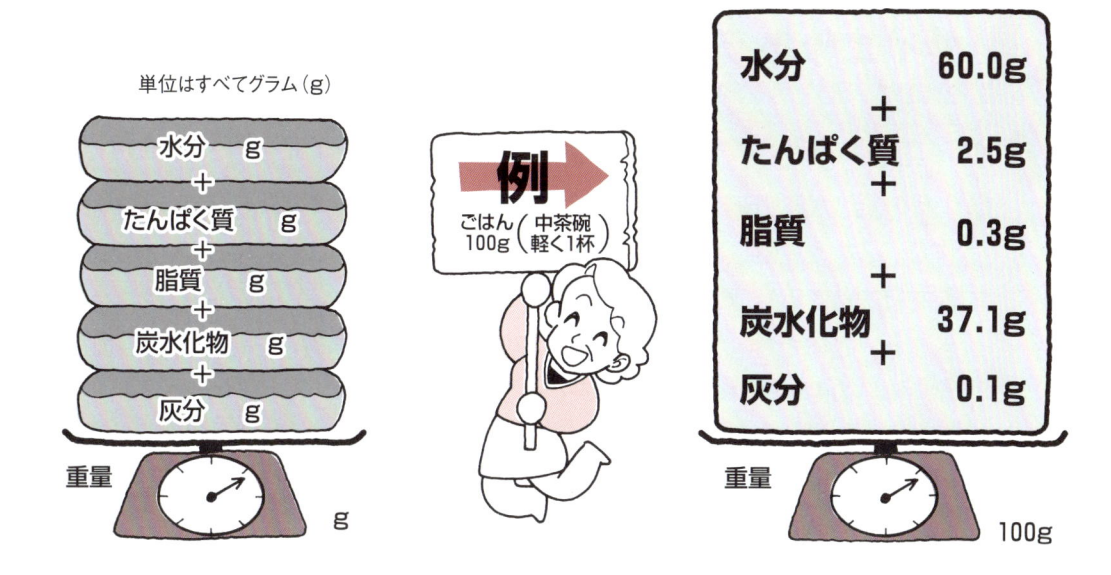

水分	g
＋	
たんぱく質	g
＋	
脂質	g
＋	
炭水化物	g
＋	
灰分	g

重量 　　　g

例 →
ごはん（中茶碗
軽く1杯）
100g

水分	60.0g
＋	
たんぱく質	2.5g
＋	
脂質	0.3g
＋	
炭水化物	37.1g
＋	
灰分	0.1g

重量 　　　100g

❸ 100 kcalで考える食のユニバーサルデザイン

　本書では，熱量100 kcal当たりで考える食のユニバーサルデザインを提案しています。エネルギー100 kcal当たりの三大栄養素のエネルギー量（kcal）は，そのまま各栄養素のエネルギー比率（％）を表しますので，各食品のPFCバランス（たんぱく質・脂質・炭水化物に由来するエネルギー量の比率）が比較しやすく，さまざまな身体状況に応じた食事のデザインが簡単かつわかりやすく表現できます。

　また，食品100 kcalの重量を合わせて表示することで，エネルギー摂取量に影響を及ぼすエネルギー密度の把握も可能としています（100 kcal当たりの重量が多いほど，エネルギー密度は低いという関係になります）。

　さらに，100 kcalが基準ですから，実際の食事をデザインする場合も2,000 kcal（＝20倍），1,000 kcal（＝10倍），付け合わせの少量の料理を考える際の50 kcal（＝1/2），25 kcal（＝1/4）など，計算しやすく，予備知識をもたない人でも簡単で理解しやすくなります。

❹ 食のユニバーサルデザインの実践―ダイエットデザインハウス

　実際の食事のデザインを行うときに，主食・主菜・副菜の割合と量，そして調理に使う油に由来する熱量などをどのように考えればよいのでしょうか。

　この問いに答えられるよう考案されたのが，次に紹介するダイエットデザインハウスです。用意するものは3色の色紙とはさみ，そしてボールペンだけ。三角に切った色紙の大きさと枚数その組み合わせを考えるだけで，先にあげた「食のユニバーサルデザインの7原則」にあるように，だれでも簡単に食事のデザインができます。

　また，これまで解説してきた「高血圧治療食」，「肥満症治療食」，さらに2005年に厚生労働省・農林水産省共同で公表された「食事バランスガイド」も，このダイエットデザインハウスで共通に考えることができます（p20～21）。

3 ダイエットデザインハウス（折り紙）

ダイエットデザインハウスの作り方

❶ 1枚の紙（A3，B4判など）を1日の食事に見立て4等分し，4枚の直角三角形を作る。2枚を主食（炭水化物の摂取を主目的とする），1枚を主菜（たんぱく質の摂取を目的とする），残りの1枚は副菜（ビタミン・ミネラルの摂取を目的とする）に当てる。このとき，主食は黄色，主菜は赤色，副菜は青色の色紙に差し換え，彩色から食品の栄養成分の特色が理解できるようにする。

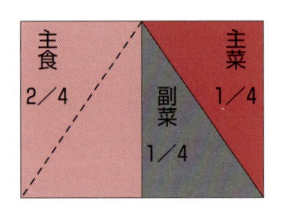

❷ 1日の食事を1軒の家に見立て，主食（▲）2枚で壁を作り，主菜（▲）と副菜（▲）で左右の屋根にして家の形「ダイエットデザインハウス」ができあがる。

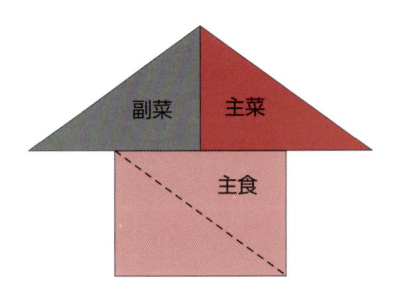

❸ 4枚（主食，主菜，副菜）の直角三角形（大）をそれぞれ4等分し，16枚の直角三角形（中）を作る。この直角三角形（中）1枚が，熱量100kcalに相当する。

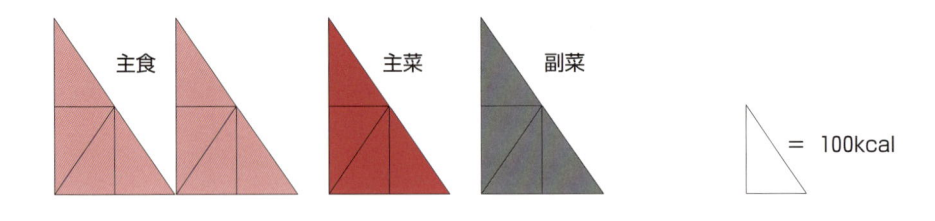

❹ 副菜の直角三角形（中）1枚をさらに4等分し，直角三角形（小）4枚を作る。この直角三角形（小）1枚が，熱量25kcalに相当する。

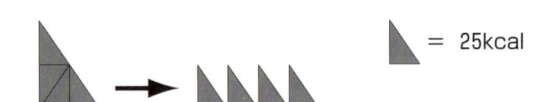

❺ 主食（中）8枚の各1枚が，熱量100kcalに相当する食品名とその目安量を記入する。

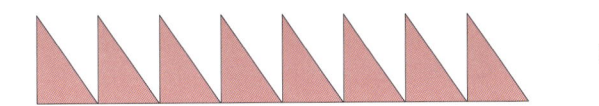

主食 ＝ 800kcal

❻ 主菜（中）4枚の各1枚が，熱量100kcalに相当する食品名とその目安量を記入する。

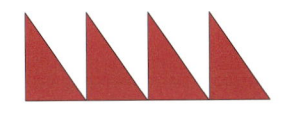

主菜 ＝ 400kcal

❼ 副菜（中）2枚に，該当する食品名と100kcalに相当する目安量を記入する。
❽ 副菜（小）4枚に，該当する食品名と，25kcalに相当する目安量を記入する。
　1枚をみそ汁1杯，他の3枚には野菜1皿と，その目安量を記入する。

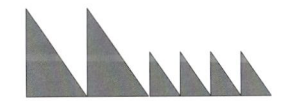

副菜 ＝ 300kcal

❾ 最後に残った副菜（中）1枚に，100kcalに相当する調理油の目安量（大さじ1杯）を記入し，他の副菜と区別するため線を引く。

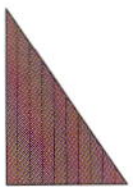

調理油 ＝ 100kcal

❿ 以上の目安量の記入された直角三角形を家の形に並び替える。

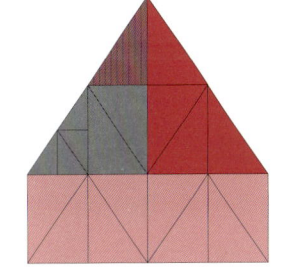

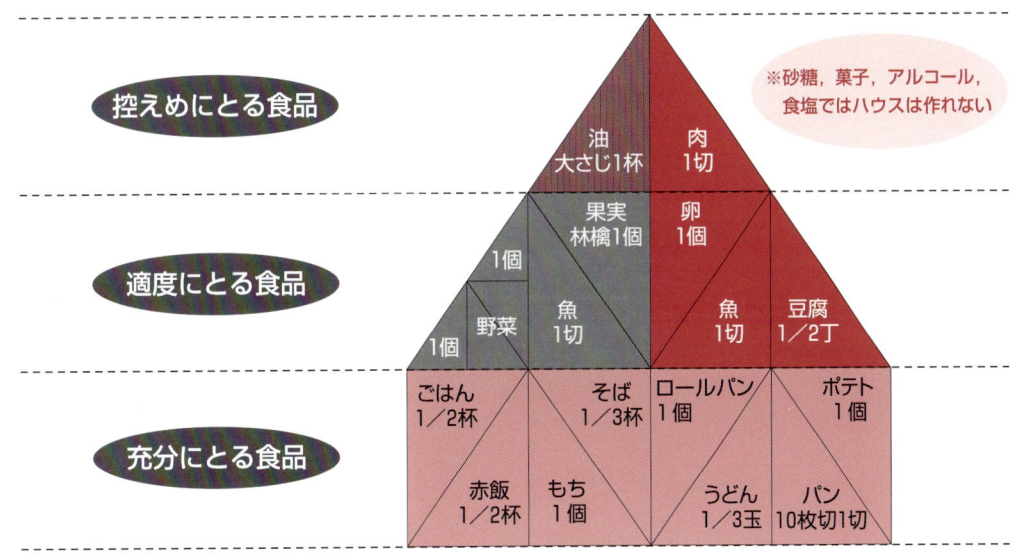

控えめにとる食品
- 油 大さじ1杯
- 肉 1切

※砂糖，菓子，アルコール，食塩ではハウスは作れない

適度にとる食品
- 1個
- 果実 林檎1個
- 卵 1個
- 1個
- 野菜
- 魚 1切
- 魚 1切
- 豆腐 1/2丁

充分にとる食品
- ごはん 1/2杯
- そば 1/3杯
- ロールパン 1個
- ポテト 1個
- 赤飯 1/2杯
- もち 1個
- うどん 1/3玉
- パン 10枚切1切

3. 食のユニバーサルデザイン

4 食事バランスガイドへの適用

1 食事バランスガイドとは

ダイエットデザインハウスは，食事の条件として必要な食品の組み合わせを学習する方法の「食品バランスガイド」です。これに対し「食事バランスガイド」は食卓でサービスされる料理の数と組み合わせで，食事バランスを考える方法です。

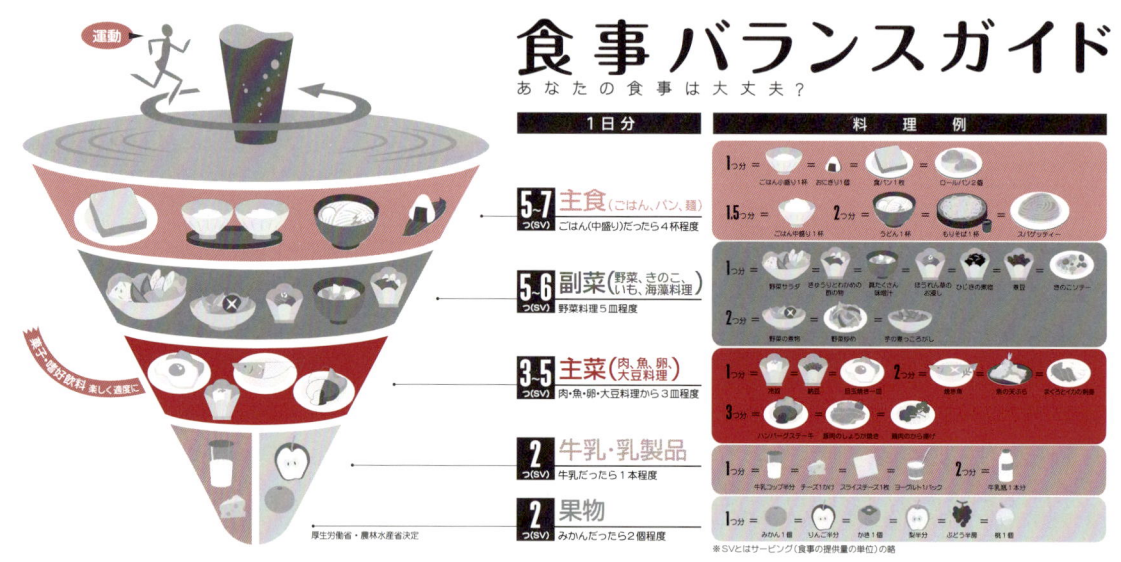

（厚生労働省・農林水産省，2005年）

2 ダイエットデザインハウスの食事バランスガイドへの応用

（1）応用の条件設定

❶ ±12.5 kcal までを誤差の許容範囲と考え，25 kcal の小三角形を 1 つの単位とする。
❷ 色彩が同じであれば含まれる栄養成分の特色も類似している。
❸ 折り紙の大きさが同じであれば熱量（カロリー）も同じ。
❹ 直角三角形の小 1 つ＝25 kcal，中 1 つ（小 4 つ）＝100 kcal
❺ 三大栄養素（たんぱく質，脂質，炭水化物）の配分を熱量で理解する。

（2）「ダイエットデザインハウス」を直角三角形（小）「64 枚」に

ダイエットデザインハウスを「食事バランスガイド」に応用するには，ダイエットデザインハウスの折り紙のすべてを，副菜の小と同じ大きさの直角三角形（小）「64枚」にして切り離します。

（3）「ダイエットデザインハウス」の天地を逆転させ「こま」の形に
●「こま」の作り方

　最下段2枚，2段目6枚，3段目10枚，4段目14枚，5段目16枚，最上段16枚の計64枚で「食事バランスガイド」の「こま」を作ります。考え方の基礎は，中1つ＝100 kcal，小4つ＝100 kcalとします。つまり小1つ △ は25 kcalとなります。

　この食事（1,600 kcal）を基準にし，枚数の増減や，たんぱく質や脂質のエネルギーバランスを考えていきます。

主食の考え方

△（32枚＝800kcal）

最上段の16枚と5段目の16枚を合わせた32枚（中8つ・800 kcal）に該当する。

副菜の考え方

△（油：4枚＝100kcal）　△（副菜：4枚＝100kcal）

● 4段目の14枚のうち，4枚（中1つ・100 kcal）を油として該当させる。

● 4段目の14枚のうち，主菜と油の10枚をのぞいた4枚（中1つ・100 kcal）を副菜として該当させる。

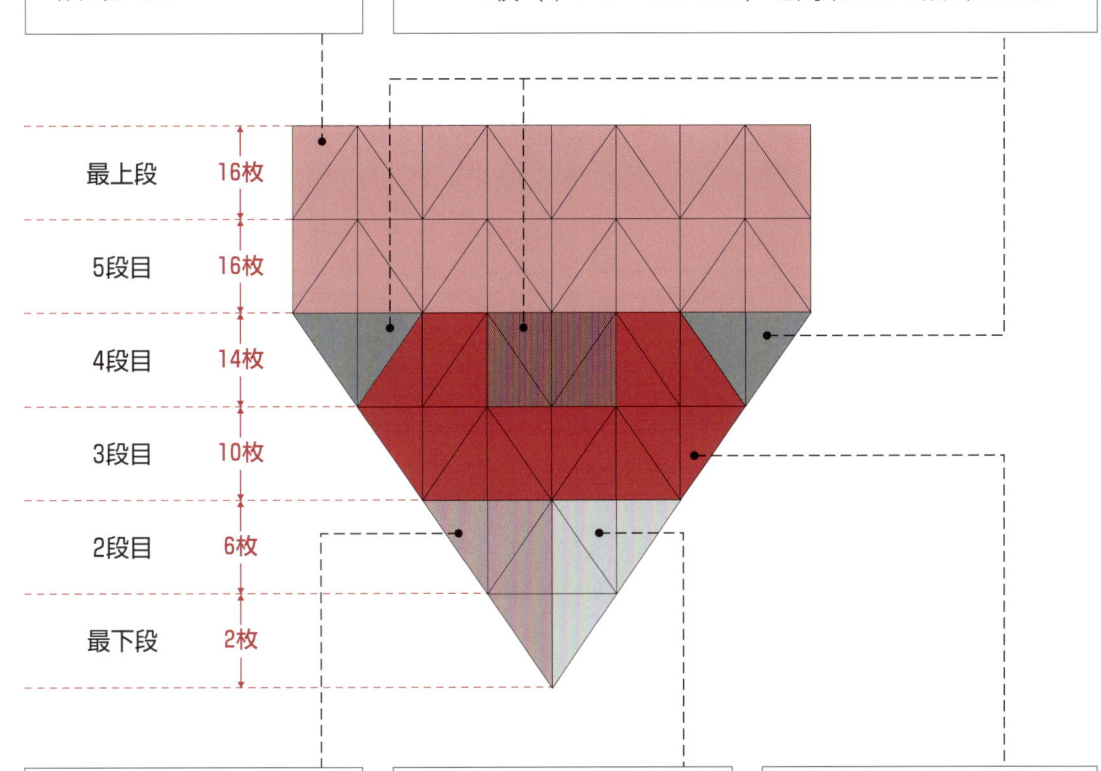

段	枚数
最上段	16枚
5段目	16枚
4段目	14枚
3段目	10枚
2段目	6枚
最下段	2枚

牛乳・乳製品の考え方

△（4枚＝100kcal）

最下段の1枚と2段目の3枚（中1つ・100 kcal）を該当させる。

果物の考え方

△（4枚＝100kcal）

最下段の1枚と2段目の3枚（中1つ・100 kcal）を該当させる。

主菜の考え方

△（16枚＝400kcal）

3段目の10枚と4段目の6枚（中4つ・400 kcal）を該当させる。

3. 食のユニバーサルデザイン

❸ ダイエットデザインハウス（折り紙）で考える高血圧・肥満症

1日の食事目安量 (kcal)		主食					油				副菜			
	肥満症治療食	食事バランスガイドSV	ダイエットデザインハウス	具現化した目安量	重量 g	熱量 kcal	肥満症治療食	ダイエットデザインハウス	具現化した目安量	熱量 kcal	肥満症治療食	食事バランスガイドSV	ダイエットデザインハウス	具現化した目安量	熱量 kcal
1000	中5			中茶碗2杯半	300	500	中0.5		小さじ2杯	50	中1		小4	小鉢3つとみそ汁1杯	100
1200	中6			中茶碗3杯	360	600	中0.5		小さじ2杯	50	中1		小4	小鉢3つとみそ汁1杯	100
1400	中7			中茶碗3杯半	420	700	中1		大さじ1杯	100	中1		小4	小鉢3つとみそ汁1杯	100
1600	中8	4〜5	中4	中茶碗4杯	480	800	中1	中1	大さじ1杯	100	中1		小4	小鉢3つとみそ汁1杯	150
1800	中10		中5	中茶碗5杯	600	1000	中1	中1	大さじ1杯	100	中1		小4	小鉢3つとみそ汁1杯	150
2000		5〜7	中6	中茶碗6杯	720	1200		中1	大さじ1杯	100		5〜6	小4	小鉢4つ	150
2200			中6.5	中茶碗6杯半	780	1300		中1	大さじ1杯	100			小6	小鉢6つ	150
2400			中7	中茶碗7杯	840	1400		中1	大さじ1杯	100			小6	小鉢6つ	150
2600		7〜8	中8	中茶碗8杯	960	1600		中1	大さじ1杯	100		6〜7	小6	小鉢6つ	150
2800			中8	中茶碗8杯	960	1600		中1	大さじ1杯強	125			小7	小鉢7つ	175

高血圧予防と治療 / 肥満症治療食 / 食事バランスガイド

エビデンスに基づいた条件

中茶碗1杯は120g。100kcalはごはん60g。主食は炭水化物が50%以上のものを選択する。

油の1つは大さじ1杯（11g）。100kcal（1つあるいは小4つ）。小さじ1杯（3g）は小1つ（25kcal）。

副菜の小1つには野菜などを70g以上使用し，熱量37.5kcal以下で，ビタミン，ミネラルを多く含むようにする。

・メタボリックシンドロームの予防と治療の食事

＊SVとはサービング（食事の提供量の単位）の略

主菜

肥満症治療食	食事バランスガイド SV	ダイエットデザインハウス	具現化した目安量	熱量 kcal
中2.5		中2と小2		250
中3		中3		300
中3		中3		300
中4	4〜5	中4	魚,肉,卵,大豆料理	400
中4		中4	魚,肉,卵,大豆料理	400
	5〜7	中4	魚,肉,卵,大豆料理	400
		中4.5	魚,肉,卵,大豆料理	450
		中5	魚,肉,卵,大豆料理	500
	7〜8	中5	魚,肉,卵,大豆料理	500
		中5	魚,肉,卵,大豆料理	600

主菜１つ（１皿）は100 kcal当たりたんぱく質25 kcal(６g)以上を含んだ料理を選択する。
脂肪のエネルギーが占める割合が多くならないよう注意する。

牛乳

肥満症治療食	食事バランスガイド SV	ダイエットデザインハウス	具現化した目安量	重量 g	熱量 kcal
中0.5		小2	牛乳1/2本	100	50
中1		小4	牛乳1本	200	100
中1		小4	牛乳1本	200	100
中1		小4	牛乳1本	200	100
中1		小4	牛乳1本	200	100
	2	小4	牛乳1本	200	100
		小4	牛乳1本	200	100
		小4	牛乳1本	200	100
	2〜3	小4	牛乳1本	200	100
		小6	牛乳1本	300	150

牛乳１つ（１本・200ml）には，カルシウム200mg(50kcalで100mg)を目安とする。なお，脂質のエネルギーを控えるときは普通牛乳やチーズの使用量に注意する。

果物

肥満症治療食	食事バランスガイド SV	ダイエットデザインハウス	具現化した目安量	重量 g	熱量 kcal
中0.5		小2	りんご小1/2個	100	50
中1		小4	りんご小1/2個	100	50
中1		小4	りんご小1個	200	100
中1		小4	りんご小1個	200	100
中1		小4	りんご小1個	200	100
	2	小4	りんご小1個	200	100
		小4	りんご小1個	200	100
		小6	りんご小1個半	300	150
	2〜3	小6	りんご小1個半	300	150
		小6	りんご小1個半	300	150

果物１つ（みかん中２個・100 kcal）では副菜とともにビタミンC100mg，カリウム200mgくらいを目安に組み合わせを考える。

5 食品熱量配分例

1 1,000kcal食例

＊コレステロールを含む食品については黒字でその値（mg）を，コレステロールを含まず食物繊維を含む食品についてはその値（g）を赤字で示した。

食事区分	食品区分	食品名	重量	熱量	PFCエネルギー比 たんぱく質	脂質	炭水化物	しょ糖	無機質 ナトリウム	食塩相当量	カリウム	カルシウム	マグネシウム	リン	鉄	ビタミン B1	B2	脂肪酸 飽和	＊コレステロール／食物繊維
			g	kcal	kcal				mg	g	mg					mg		g	mg/g
主食	ごはん類	めし・精白米（水稲）	295	500	30	5	465	0	3	0	86	9	21	100	0.3	0.06	0.03	0.30	0.9
	パン類	食パン・市販品	0	0	0	0	0	0	0	0	0	0	0	0	0	0	0	0	
	いも類	じゃがいも・生	0	0	0	0	0	0	0	0	0	0	0	0	0	0	0	0	
	小計		295	500	30	5	465	0	3	0	86	9	21	100	0.3	0.06	0.03	0.30	0
油	油類	大豆油	6	50	0	50	0	0	0	0	0	0	0	0	0	0	0	0.89	
	小計		6	50	0	50	0	0	0	0	0	0	0	0	0	0	0	0.89	0
主菜	魚類	まあじ・生	62	75	54	20	0	0	74	0.2	229	17	21	143	0.4	0.06	0.12	0.53	48
	肉類	豚肉・かたロース　赤肉・生	32	50	42	8	1	0	20	0.1	109	1	7	61	0.4	0.23	0.09	0.89	22
	卵類	鶏卵・生	33	50	18	32	1	0	46	0.1	43	17	4	59	0.6	0.02	0.14	0.94	139
	大豆製品類	木綿豆腐	70	50	19	27	5	0	9	0	98	84	22	77	0.6	0.05	0.02	0.52	
	調味料	こいくちしょうゆ	21	15	6	0	9	0	1197	3.0	82	6	14	34	0.4	0.01	0.04	0	0.3
		食塩	0	0	0	0	0	0	0	0	0	0	0	0	0	0	0	0	0
	小計		218	240	139	87	16	0	1346	3.4	561	125	68	374	2.4	0.37	0.41	2.88	209
副菜	乳製品類	普通牛乳	149	100	21	52	28	0	61	0.1	224	164	15	139	0	0.06	0.22	3.47	18
	果実類	りんご・生	46	25	0	1	24	0	0	0	51	1	1	5	0	0.01	0	0	0.7
	緑黄色野菜	ほうれんそう・ゆで	60	15	4	3	9	0	6	0	294	41	24	26	0.5	0.03	0.07	0.03	2.2
		こまつな・ゆで	65	10	3	1	7	0	9	0	91	98	9	30	1.4	0.03	0.04	0.01	1.6
		青ピーマン・生	45	10	1	1	8	0	0	0	86	5	5	10	0.2	0.01	0.01	0.01	1.0
	淡色類	だいこん，皮むき・生	57	10	1	1	9	0	10	0	131	13	6	10	0.1	0.01	0.01	0	0.7
		キャベツ・生	43	10	1	1	8	0	2	0	86	18	6	12	0.1	0.02	0.01	0.01	0.8
		はくさい・生	35	5	1	0	4	0	2	0	77	15	4	12	0.1	0.01	0.01	0	0.5
		ほんしめじ・生	35	5	1	0	3	0	3	0	105	1	3	26	0.4	0.03	0.18	0	1.2
	調味料	こいくちしょうゆ	14	10	4	0	6	0	798	2.0	55	4	9	22	0.2	0.01	0.02	0	
		上白糖	3	10	0	0	10	10	0	0	0	0	0	0	0	0	0	0	
	小計		552	210	37	60	116	10	891	2.1	1200	360	82	292	3.0	0.22	0.57	3.53	18
	合計		1071	1000	206	202	597	10	2240	5.5	1847	494	171	766	5.7	0.65	1.01	7.60	227

② 1,200kcal食例

＊コレステロールを含む食品については黒字でその値（mg）を，コレステロールを含まず食物繊維を含む食品についてはその値（g）を赤字で示した。

食事区分	食品区分	食品名	重量 (g)	熱量 (kcal)	PFCエネルギー比 たんぱく質 (kcal)	脂質 (kcal)	炭水化物 (kcal)	しょ糖 (kcal)	無機質 ナトリウム (mg)	食塩相当量 (g)	カリウム (mg)	カルシウム (mg)	マグネシウム (mg)	リン (mg)	鉄 (mg)	ビタミン B1 (mg)	B2 (mg)	脂肪酸 飽和 (g)	＊コレステロール/食物繊維 (mg/g)
主食	ごはん類	めし・精白米（水稲）	236	400	24	4	372	0	2	0	68	7	17	80	0.2	0.05	0.02	0.24	0.7
	パン類	食パン・市販品	76	200	28	30	142	0	380	1.0	74	22	15	63	0.5	0.05	0.03	1.01	1.7
	いも類	じゃがいも・生	0	0	0	0	0	0	0	0	0	0	0	0	0	0	0	0	
	小計		312	600	52	34	514	0	382	1.0	142	29	32	143	0.7	0.10	0.05	1.25	0
油	油類	大豆油	6	50	0	50	0	0	0	0	0	0	0	0	0	0	0	0.89	
	小計		6	50	0	50	0	0	0	0	0	0	0	0	0	0	0	0.89	
主菜	魚類	まあじ・生	62	75	54	20	0	0	74	0.2	229	17	21	143	0.4	0.06	0.12	0.53	48
	肉類	豚肉・かたロース　赤肉・生	48	75	40	35	0	0	29	0.1	163	2	10	91	0.5	0.35	0.13	1.33	33
	卵類	鶏卵・生	50	75	26	48	1	0	70	0.2	65	26	6	90	0.9	0.03	0.22	1.42	210
	大豆製品類	木綿豆腐	104	75	29	40	7	0	14	0	146	125	32	114	0.9	0.07	0.03	0.77	0.4
	調味料	こいくちしょうゆ	14	10	4	0	6	0	798	2.0	55	4	9	22	0.2	0.01	0.02	0	
		食塩	0.5	0	0	0	0	0	195	0.5	1	0	0	0	0	0	0	0	
	小計		278.5	310	153	143	14	0	1180	3.0	659	174	78	460	2.9	0.52	0.52	4.05	291
副菜	乳製品類	普通牛乳	149	100	21	52	28	0	61	0.1	224	164	15	139	0	0.06	0.22	3.47	18
	果実類	りんご・生	93	50	1	2	49	0	0	0	102	3	3	9	0	0.02	0.01	0.01	1.4
	緑黄色野菜	ほうれんそう・ゆで	60	15	4	3	9	0	6	0	294	41	24	26	0.5	0.03	0.07	0.03	2.2
		こまつな・ゆで	65	10	3	1	7	0	9	0	91	98	9	30	1.4	0.03	0.04	0.01	1.6
		青ピーマン・生	45	10	1	1	8	0	0	0	86	5	5	10	0.2	0.01	0.01	0.01	1.0
	淡色類	だいこん，皮むき・生	85	15	1	1	13	0	14	0	196	20	9	14	0.2	0.02	0.01	0	1.1
		キャベツ・生	43	10	1	1	8	0	2	0	86	18	6	12	0.1	0.02	0.01	0.01	0.8
		はくさい・生	35	5	1	0	4	0	2	0	77	15	4	12	0.1	0.01	0.01	0	0.5
		ほんしめじ・生	35	5	1	0	3	0	3	0	105	1	3	26	0.4	0.03	0.18	0	1.2
	調味料	こいくちしょうゆ	14	10	4	0	6	0	798	2.0	55	4	9	22	0.2	0.01	0.02	0	
		上白糖	3	10	0	0	10	10	0	0	0	0	0	0	0	0	0	0	
	小計		627	240	38	61	145	10	895	2.1	1316	369	87	300	3.2	0.24	0.58	3.54	18
	合計		1223.5	1200	243	288	673	10	2457	6.1	2117	572	197	903	6.8	0.86	1.15	9.73	309
		食事1,000kcal当たり		1000	202	240	561	8.33	2047	5.1	1764	477	164	752	5.7	0.72	0.96	8.12	257

③ 1,400kcal食例

＊コレステロールを含む食品については黒字でその値（mg）を，コレステロールを含まず食物繊維を含む食品についてはその値（g）を赤字で示した。

食事区分	食品区分	食品名	重量	熱量	PFCエネルギー比 たんぱく質	脂質	炭水化物	しょ糖	無機質 ナトリウム	食塩相当量	カリウム	カルシウム	マグネシウム	リン	鉄	ビタミン B1	B2	脂肪酸 飽和	コレステロール ＊食物繊維
			g	kcal	kcal				mg	g	mg					mg		g	mg/g
主食	ごはん類	めし・精白米（水稲）	295	500	30	5	465	0	3	0	86	9	21	102	0.3	0.06	0.03	0.30	0.9
	パン類	食パン・市販品	57	150	21	23	107	0	285	0.7	55	17	11	47	0.3	0.04	0.02	0.76	1.3
	いも類	じゃがいも・生	66	50	3	1	47	0	1	0	271	2	13	26	0.3	0.06	0.02	0.01	0.9
	小計		418	700	54	29	619	0	289	0.7	412	28	45	175	0.9	0.16	0.07	1.07	0
油	油類	大豆油	6	50	0	50	0	0	0	0	0	0	0	0	0	0	0	0.89	
	小計		6	50	0	50	0	0	0	0	0	0	0	0	0	0	0	0.89	0
主菜	魚類	まあじ・生	83	100	72	27	0	0	100	0.2	307	22	28	191	0.6	0.08	0.17	0.71	64
	肉類	豚肉・かたロース　赤肉・生	64	100	84	16	1	0	39	0.1	218	3	13	122	0.7	0.46	0.18	1.77	44
	卵類	鶏卵・生	50	75	26	48	1	0	70	0.2	65	26	6	90	0.9	0.03	0.22	1.42	210
	大豆製品類	木綿豆腐	104	75	29	40	7	0	14	0	146	125	32	114	0.9	0.07	0.03	0.77	0.4
	調味料	こいくちしょうゆ	14	10	4	0	6	0	798	2.0	55	4	9	22	0.2	0.01	0.02	0	
		食塩	0.5	0	0	0	0	0	195	0.5	1	0	0	0	0	0	0	0	
	小計		315.5	360	215	131	15	0	1216	3.0	792	180	88	539	3.3	0.65	0.62	4.67	318
副菜	乳製品類	普通牛乳	149	100	21	52	28	0	61	0.1	224	164	15	139	0	0.06	0.22	3.47	18
	果実類	りんご・生	185	100	1	2	97	0	0	0	204	6	6	19	0	0.04	0.02	0.02	2.8
	緑黄色野菜	ほうれんそう・ゆで	60	15	4	3	9	0	6	0	294	41	24	26	0.5	0.03	0.07	0.03	2.2
		こまつな・ゆで	65	10	3	1	7	0	9	0	91	98	9	30	1.4	0.03	0.04	0.01	1.6
		青ピーマン・生	45	10	1	1	8	0	0	0	86	5	5	10	0.2	0.01	0.01	0.01	1.0
	淡色類	だいこん，皮むき・生	85	15	1	1	13	0	14	0	196	20	9	14	0.2	0.02	0.01	0	1.1
		キャベツ・生	43	10	1	1	8	0	2	0	86	18	6	12	0.1	0.02	0.01	0.01	0.8
		はくさい・生	35	5	1	0	4	0	2	0	77	15	4	12	0.1	0.01	0.01	0	0.5
		ほんしめじ・生	70	5	3	1	6	0	3	0	210	1	6	53	0.8	0.06	0.35	0	2.3
	調味料	こいくちしょうゆ	14	10	4	0	6	0	798	2.0	55	4	9	22	0.2	0.01	0.02	0	
		上白糖	3	10	0	0	10	10	0	0	0	0	0	0	0	0	0	0	
	小計		754	290	40	62	196	10	895	2.1	1523	372	93	337	3.5	0.29	0.76	3.55	18
	合計		1493.5	1400	309	272	830	10	2400	5.8	2727	580	226	1051	7.7	1.10	1.45	10.18	336
		食事1,000kcal当たり		1000	221	194	593	7	1714	4.1	1948	414	161	751	5.5	0.79	1.04	7.27	240

4 1,600kcal食例

＊コレステロールを含む食品については黒字でその値 (mg) を，コレステロールを含まず食物繊維を含む食品についてはその値 (g) を赤字で示した。

食事区分	食品区分	食品名	重量	熱量	PFCエネルギー比 たんぱく質	脂質	炭水化物	しょ糖	無機質 ナトリウム	食塩相当量	カリウム	カルシウム	マグネシウム	リン	鉄	ビタミン B1	B2	脂肪酸 飽和	コレステロール ＊食物繊維
			g	kcal	kcal				mg	g	mg					mg		g	mg/g
主食	ごはん類	めし・精白米（水稲）	325	550	33	6	512	0	3	0	94	10	23	111	0.3	0.07	0.03	0.33	1.0
	パン類	食パン・市販品	76	200	28	30	142	0	380	1.0	74	22	15	63	0.5	0.05	0.03	1.01	1.7
	いも類	じゃがいも・生	66	50	3	1	47	0	1	0	271	2	13	26	0.3	0.06	0.02	0.01	0.9
	小計		467	800	64	37	701	0	384	1.0	439	34	51	200	1.1	0.18	0.08	1.35	0
油	油類	大豆油	11	100	0	100	0	0	0	0	0	0	0	0	0	0	0	1.64	
	小計		11	100	0	100	0	0	0	0	0	0	0	0	0	0	0	1.64	0
主菜	魚類	まあじ・生	83	100	72	27	0	0	100	0.2	307	22	28	191	0.6	0.08	0.17	0.71	64
	肉類	豚肉・かたロース　赤肉・生	64	100	84	16	1	0	39	0.1	218	3	13	122	0.7	0.46	0.18	1.77	44
	卵類	鶏卵・生	66	100	35	64	1	0	92	0.3	86	34	7	119	1.2	0.04	0.28	1.87	277
	大豆製品類	木綿豆腐	139	100	38	53	9	0	18	0	195	167	43	153	1.3	0.10	0.04	1.03	0.6
	調味料	こいくちしょうゆ	14	10	4	0	6	0	798	2.0	55	4	9	22	0.2	0.01	0.02	0	
		食塩	0.5	0	0	0	0	0	195	0.5	1	0	0	0	0	0	0	0	
	小計		366.5	410	233	160	17	0	1242	3.1	862	230	100	607	4.0	0.69	0.69	5.38	385
副菜	乳製品類	普通牛乳	149	100	21	52	28	0	61	0.1	224	164	15	139	0	0.06	0.22	3.47	18
	果実類	りんご・生	185	100	1	2	97	0	0	0	204	6	6	19	0	0.04	0.02	0.02	2.8
	緑黄色野菜	ほうれんそう・ゆで	60	15	4	3	9	0	6	0	294	41	24	26	0.5	0.03	0.07	0.03	2.2
		こまつな・ゆで	65	10	3	1	7	0	9	0	91	98	9	30	1.4	0.03	0.04	0.01	1.6
		青ピーマン・生	45	10	1	1	8	0	0	0	86	5	5	10	0.2	0.01	0.01	0.01	1.0
	淡色類	だいこん，皮むき・生	85	15	1	1	13	0	14	0	196	20	9	14	0.2	0.02	0.01	0	1.1
		キャベツ・生	43	10	1	1	8	0	2	0	86	18	6	12	0.1	0.02	0.01	0.01	0.8
		はくさい・生	35	5	1	0	4	0	2	0	77	15	4	12	0.1	0.01	0.01	0	0.5
		ほんしめじ・生	35	5	1	0	3	0	3	0	105	1	3	26	0.4	0.03	0.18	0	1.2
	調味料	こいくちしょうゆ	14	10	4	0	6	0	798	2.0	55	4	9	22	0.2	0.01	0.02	0	
		上白糖	3	10	0	0	10	10	0	0	0	0	0	0	0	0	0	0	
	小計		719	290	38	61	193	10	895	2.1	1418	372	90	310	3.1	0.26	0.59	3.55	18
	合計		1563.5	1600	335	358	911	10	2521	6.2	2719	636	241	1117	8.2	1.13	1.36	11.92	403
		食事1,000kcal当たり		1000	209	224	569	6	1576	3.9	1699	398	151	698	5.1	0.71	0.85	7.45	252

5 1,800kcal食例

＊コレステロールを含む食品については黒字でその値（mg）を，コレステロールを含まず食物繊維を含む食品についてはその値（g）を赤字で示した。

食事区分	食品区分	食品名	重量	熱量	PFCエネルギー比 たんぱく質	脂質	炭水化物	しょ糖	無機質 ナトリウム	食塩相当量	カリウム	カルシウム	マグネシウム	リン	鉄	ビタミン B1	B2	脂肪酸 飽和	＊コレステロール 食物繊維
			g	kcal	kcal				mg	g	mg					mg		g	mg/g
主食	ごはん類	めし・精白米（水稲）	354	600	36	6	558	0	4	0	103	11	25	120	0.4	0.07	0.04	0.35	1.1
	パン類	食パン・市販品	95	250	35	38	178	0	475	1.2	92	28	19	79	0.6	0.07	0.04	1.26	2.2
	いも類	じゃがいも・生	66	50	3	0.5	46.5	0	1	0	271	2	13	26	0.3	0.06	0.02	0.01	0.9
	小計		515	900	74	45	783	0	480	1.2	466	41	57	225	1.3	0.20	0.10	1.62	0
油	油類	大豆油	11	100	0	100	0	0	0	0	0	0	0	0	0	0	0	1.64	
	小計		11	100	0	100	0	0	0	0	0	0	0	0	0	0	0	1.64	0
主菜	魚類	まあじ・生	104	125	90	34	0	0	125	0.3	385	28	35	239	0.7	0.10	0.21	0.89	80
	肉類	豚肉・かたロース　赤肉・生	80	125	105	20	1	0	49	0.2	272	3	17	152	0.9	0.58	0.22	2.22	54
	卵類	鶏卵・生	66	100	35	64	1	0	92	0.3	86	34	7	119	1.2	0.04	0.28	1.87	277
	大豆製品類	木綿豆腐	139	100	38	53	9	0	18	0	195	167	43	153	1.3	0.10	0.04	1.03	0.6
	調味料	こいくちしょうゆ	14	10	4	0	6	0	798	2.0	55	4	9	22	0.2	0.01	0.02	0	
		食塩	0.5	0	0	0	0	0	195	0.5	1	0	0	0	0	0	0	0	
	小計		403.5	460	272	171	17	0	1277	3.3	994	236	111	685	4.3	0.83	0.77	6.01	411
副菜	乳製品類	普通牛乳	224	150	32	78	42	0	92	0.2	336	246	22	208	0	0.09	0.34	5.22	27
	果実類	りんご・生	185	100	1	2	97	0	0	0	204	6	6	19	0	0.04	0.02	0.02	2.8
	緑黄色野菜	ほうれんそう・ゆで	60	15	4	3	9	0	6	0	294	41	24	26	0.5	0.03	0.07	0.03	2.2
		こまつな・ゆで	65	10	3	1	7	0	9	0	91	98	9	30	1.4	0.03	0.04	0.01	1.6
		青ピーマン・生	45	10	1	1	8	0	0	0	86	5	5	10	0.2	0.01	0.01	0.01	1.0
	淡色類	だいこん，皮むき・生	85	15	1	1	13	0	14	0	196	20	9	14	0.2	0.02	0.01	0	1.1
		キャベツ・生	43	10	1	1	8	0	2	0	86	18	6	12	0.1	0.02	0.01	0.01	0.8
		はくさい・生	35	5	1	0	4	0	2	0	77	15	4	12	0.1	0.01	0.01	0	0.5
		ほんしめじ・生	35	5	1	0	3	0	3	0	105	1	3	26	0.4	0.03	0.18	0	1.2
	調味料	こいくちしょうゆ	14	10	4	0	6	0	798	2.0	55	4	9	22	0.2	0.01	0.02	0	
		上白糖	3	10	0	0	10	10	0	0	0	0	0	0	0	0	0	0	
	小計		794	340	49	87	207	10	926	2.2	1530	454	97	379	3.1	0.29	0.71	5.30	27
	合計		1723.5	1800	395	403	1007	10	2683	6.7	2990	731	265	1289	8.7	1.32	1.58	14.57	438
		食事1,000kcal当たり		1000	219	224	559	6	1491	3.7	1661	401	147	716	4.8	0.73	0.88	8.09	243

⑥ 2,000kcal食例

＊コレステロールを含む食品については黒字でその値（mg）を，コレステロールを含まず食物繊維を含む食品についてはその値（g）を赤字で示した。

食事区分	食品区分	食品名	重量	熱量	PFCエネルギー比 たんぱく質	脂質	炭水化物	しょ糖	無機質 ナトリウム	食塩相当量	カリウム	カルシウム	マグネシウム	リン	鉄	ビタミン B_1	B_2	脂肪酸 飽和	＊コレステロール／食物繊維
			g	kcal	kcal				mg	g	mg					mg		g	mg/g
主食	ごはん類	めし・精白米（水稲）	413	700	42	7	651	0	4	0	120	12	29	140	0.4	0.08	0.04	0.41	1.2
	パン類	食パン・市販品	95	250	35	35	178	0	475	1.2	92	28	19	79	0.6	0.07	0.04	1.26	2.2
	いも類	じゃがいも・生	66	50	3	1	47	0	1	0	271	2	13	26	0.3	0.06	0.02	0.01	0.9
	小計		574	1000	80	43	876	0	480	1.2	483	42	61	245	1.3	0.21	0.10	1.68	0
油	油類	大豆油	11	100	0	100	0	0	0	0	0	0	0	0	0	0	0	1.64	
	小計		11	100	0	100	0	0	0	0	0	0	0	0	0	0	0	1.64	0
主菜	魚類	まあじ・生	104	125	90	34	0	0	125	0.3	385	28	35	239	0.7	0.10	0.21	0.89	80
	肉類	豚肉・かたロース　赤肉・生	80	125	105	20	1	0	49	0.2	272	3	17	152	0.9	0.58	0.22	2.22	54
	卵類	鶏卵・生	83	125	44	80	1	0	116	0.3	108	42	9	149	1.5	0.05	0.36	2.36	349
	大豆製品類	木綿豆腐	174	125	48	66	11	0	23	0	244	209	54	191	1.6	0.12	0.05	1.29	0.7
	調味料	こいくちしょうゆ	14	10	4	0	6	0	798	2.0	55	4	9	22	0.2	0.01	0.02	0	
		食塩	0.5	0	0	0	0	0	195	0.5	1	0	0	0	0	0	0	0	
	小計		455.5	510	291	200	19	0	1306	3.3	1065	286	124	753	4.9	0.86	0.86	6.76	483
副菜	乳製品類	普通牛乳	298	200	42	104	56	0	122	0.3	447	328	30	277	0.1	0.12	0.45	6.94	36
	果実類	りんご・生	185	100	1	2	97	0	0	0	204	6	6	19	0	0.04	0.02	0.02	2.8
	緑黄色野菜	ほうれんそう・ゆで	60	15	4	3	9	0	6	0	294	41	24	26	0.5	0.03	0.07	0.03	2.2
		こまつな・ゆで	65	10	3	1	7	0	9	0	91	98	9	30	1.4	0.03	0.04	0.01	1.6
		青ピーマン・生	45	10	1	1	8	0	0	0	86	5	5	10	0.2	0.01	0.01	0.01	1.6
	淡色類	だいこん，皮むき・生	85	15	1	1	13	0	14	0	196	20	9	14	0.2	0.02	0.01	0	1.1
		キャベツ・生	43	10	1	1	8	0	2	0	86	18	6	12	0.1	0.02	0.01	0.01	0.8
		はくさい・生	35	5	1	0	4	0	2	0	77	15	4	12	0.1	0.01	0.01	0	0.5
		ほんしめじ・生	35	5	1	0	3	0	3	0	105	1	3	26	0.4	0.03	0.18	0	1.2
	調味料	こいくちしょうゆ	14	10	4	0	6	0	798	2.0	55	4	9	22	0.2	0.01	0.02	0	
		上白糖	3	10	0	0	10	10	0	0	0	0	0	0	0	0	0	0	
	小計		868	390	59	113	221	10	956	2.3	1641	536	105	448	3.2	0.32	0.82	7.02	36
	合計		1908.5	2000	430	456	1116	10	2742	6.8	3189	864	290	1446	9.4	1.39	1.78	17.1	519
		食事1,000kcal当たり		1000	215	228	558	5	1371	3.4	1595	432	145	723	4.7	0.70	0.89	8.55	260

6 ダイエットデザインハウスによる食事デザイン

○ダイエットデザインハウス（折り紙）で食事をデザインしてみましょう。

折り紙の枚数で自分の食事を考えてみましょう。

復習のポイント
1. 色彩と食品の特色
2. 折り紙の大小とエネルギー
3. 折り紙の枚数増減で自分の食事をデザイン

	折り紙の枚数は	エネルギーに換算すると	自分のダイエットへの対応
主食	枚	kcal	± kcal
油	枚	kcal	± kcal
主菜	枚	kcal	± kcal

内訳

魚	枚
大豆製品	枚
肉	枚
卵	枚

副菜	枚	kcal	± kcal

内訳

牛乳	枚
果物	枚
みそ汁 （小	枚）┐4
野菜 （小	枚）┘

計	枚	kcal

あなたは ± 枚 kcal → 1日合計 kcal

年　月　日

指導担当者

管理栄養士　㊞

7 1日の食事による熱量配分

○1日の食事（朝・昼・夕・間食）の熱量配分を考えてみましょう。

1日 (kcal)		1日にとりたい栄養成分の目標
エネルギー		その他の注意事項
たんぱく		
脂質		

食品の色分け		色					色				色		
体の中での働き		力（熱量）になる					血や肉になる				体の調子を整える		
1日の熱量配分 (kcal)	エネルギー												
	たんぱく												
	脂質												
		ごはん類	パン類	いも類	砂糖・菓子類	油脂類	魚介類	獣鶏肉類	卵	大豆およびその製品	牛乳およびその製品 海藻類	淡黄色野菜類 緑黄色野菜類	果実類
熱量配分 (kcal)	エネルギー												
	たんぱく												
	脂質												
各食事の熱量配分目安 (kcal) 朝食	エネルギー												
	たんぱく												
	脂質												
昼食	エネルギー												
	たんぱく												
	脂質												
夕食	エネルギー												
	たんぱく												
	脂質												
間食	エネルギー												
	たんぱく												
	脂質												

合計 (kcal)	
エネルギー	
たんぱく	
脂質	

‖

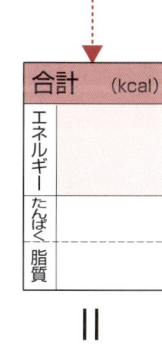

小計 (kcal)	
エネルギー	
たんぱく	
脂質	
エネルギー	
たんぱく	
脂質	
エネルギー	
たんぱく	
脂質	
エネルギー	
たんぱく	
脂質	

3. 食のユニバーサルデザイン

4. 献立例（主食、副菜、主菜、牛乳・乳製品、果物）

主食	目安量	重量	熱量	PFCエネルギー比			カリウム	食塩相当量
				たんぱく質(P)	脂質(F)	炭水化物(C)		
		g	kcal	kcal			mg	g
めし	小茶碗1杯	90	150	9	2	139	26	0
	中茶碗1杯	120	200	12	2	186	34	0
	大茶碗1杯	180	300	18	3	279	51	0

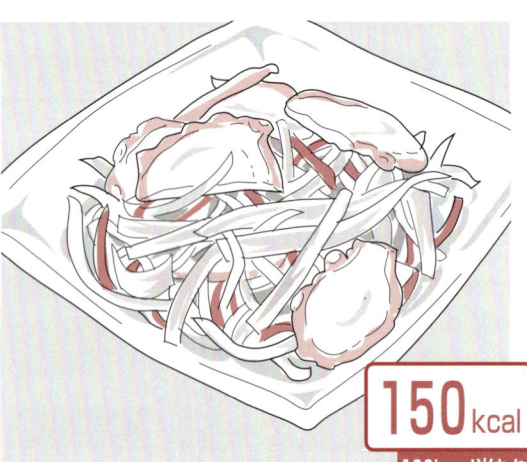

たこと野菜のサラダ

■材料（1人分）
たこ（ゆで）…65ｇ、セロリー…10cm（40ｇ）、にんじん…2cm（10ｇ）、たまねぎ…1/8個（30ｇ）、A（サラダ油…小さじ1、酢…小さじ2、しょうゆ…小さじ1/2、練りわさび…小さじ1/2）

■作り方
①たこは薄くスライスする。セロリー、にんじん、たまねぎはせん切りにする。
②Aの材料を合わせ、①と混ぜ合わせる。

150 kcal

	P(kcal)	F(kcal)	C(kcal)	カリウム(mg)	食塩相当量(g)
	65	54	31	410	0.9
100kcal当たり	43	36	21	273	0.6

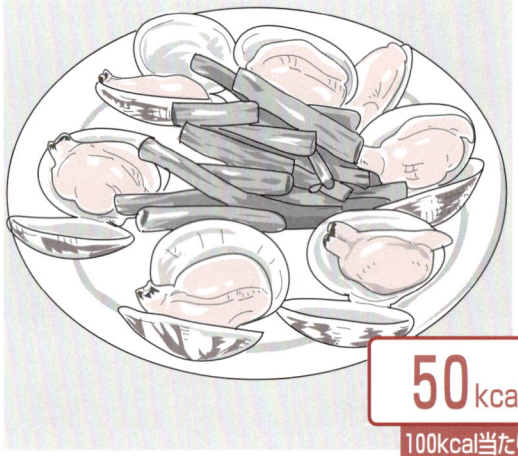

あさりの酒蒸し

■材料（1人分）
あさり…60ｇ、あさつき…2～3本（10ｇ）、酒…大さじ1、だし汁…大さじ2

■作り方
①あさりはよく洗い、鍋に入れ、酒とだし汁を入れて火にかける。
②あさつきは5cmの長さに切る。
③あさりの口が開いたら、あさつきを加えてひと混ぜし、火を止める。

50 kcal

	P(kcal)	F(kcal)	C(kcal)	カリウム(mg)	食塩相当量(g)
	19	2	29	118	1.3
100kcal当たり	38	4	58	236	2.6

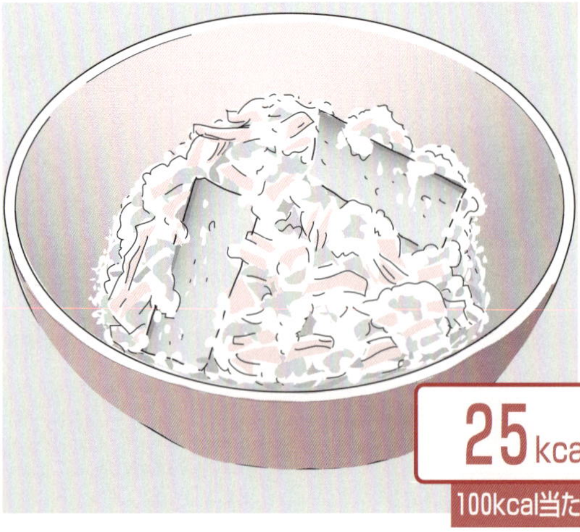

かにおろし和え

■材料（1人分）
かに缶詰（水煮）…15ｇ、だいこん…2cm（40ｇ）、きゅうり…2cm（10ｇ）、酢…小さじ1、砂糖…少々、塩…少々

■作り方
①かにはほぐしておく。
②だいこんはおろして汁気をしぼっておく。
③きゅうりは短冊切りにする。
④②に①と③を入れて、調味料を加えて和える。

25 kcal

	P(kcal)	F(kcal)	C(kcal)	カリウム(mg)	食塩相当量(g)
	10	1	14	115	0.5
100kcal当たり	40	4	56	460	2.0

主食	目安量	重量	熱量	PFCエネルギー比			カリウム	食塩相当量
				たんぱく質(P)	脂質(F)	炭水化物(C)		
		g	kcal	kcal			mg	g
めし	丼1杯	240	400	24	4	372	68	0
食パン	1枚/6枚切り(耳なし)	38	100	14	15	71	37	0.5
	2枚/6枚切り(耳なし)	76	200	28	30	142	74	1

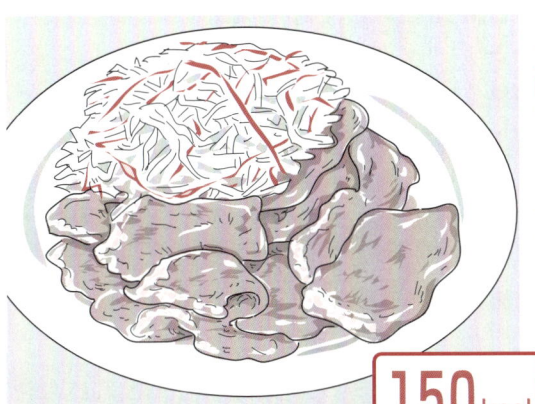

豚肉のしょうが焼き

■材料（1人分）
豚もも肉…3〜4枚（70g）、キャベツ…1/2枚（30g）、レッドキャベツ…少々、おろししょうが…小さじ1、しょうゆ…小さじ1と1/2、みりん…小さじ1と1/2、サラダ油…小さじ1/2

■作り方
①キャベツはせん切りにする。
②おろししょうが、しょうゆ、みりん、水大さじ1を合わせておく。
③フライパンにサラダ油を入れて熱し、肉を広げて焼く。両面焼けたところで②を加えてからめる。
④皿に①と③を盛り付ける。

150 kcal

	P(kcal)	F(kcal)	C(kcal)	カリウム(mg)	食塩相当量(g)
	60	60	30	367	1.1
100kcal当たり	40	40	20	245	0.7

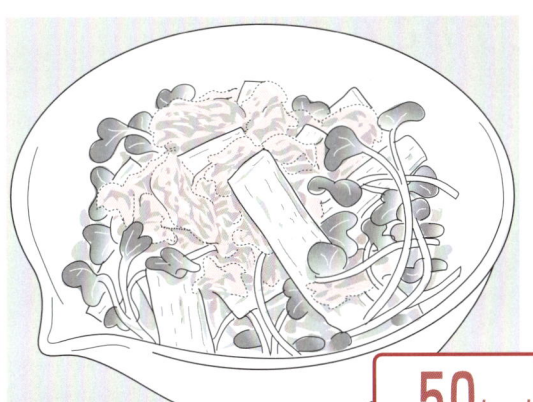

長いものとろろ昆布のせ

■材料（1人分）
長いも…3cm（50g）、かいわれだいこん…1/4パック（8g）、しょうゆ…小さじ1/2、とろろ昆布…少々

■作り方
①長いもは皮をむき、短冊切りにする。
②ボウルに①とかいわれだいこんを入れ、しょうゆで和える。
③器に盛り、とろろ昆布をのせる。

50 kcal

	P(kcal)	F(kcal)	C(kcal)	カリウム(mg)	食塩相当量(g)
	9	3	38	331	0.5
100kcal当たり	18	6	76	662	1.0

トマトサラダ

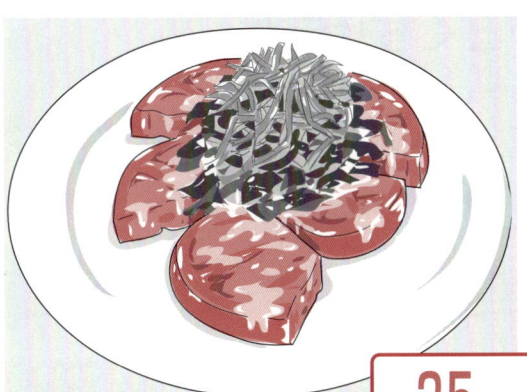

■材料（1人分）
トマト…1/2個（80g）、乾燥わかめ…小さじ2（210g）、しそ…1枚、フレンチドレッシング…小さじ1

■作り方
①トマトは薄切りにして器に盛る。
②わかめは水で戻し食べやすい大きさに切り、しそはせん切りにする。
③①の上に②をのせ、ドレッシングをかける。

25 kcal

	P(kcal)	F(kcal)	C(kcal)	カリウム(mg)	食塩相当量(g)
	5	1	19	211	0.5
100kcal当たり	20	4	76	844	2.0

4. 献立例（主食、副菜、主菜、牛乳・乳製品、果物）

主食	目安量	重量	熱量	PFCエネルギー比			カリウム	食塩相当量
				たんぱく質(P)	脂質(F)	炭水化物(C)		
		g	kcal	kcal			mg	g
めし	小茶碗1杯	90	150	9	2	139	26	0
	中茶碗1杯	120	200	12	2	186	34	0
	大茶碗1杯	180	300	18	3	279	51	0

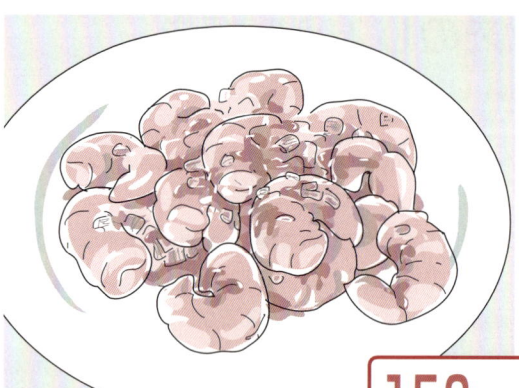

えびのチリソース

■**材料（1人分）**
むきえび…60g、サラダ油…小さじ1、長ねぎ…8cm（10g）、チリソースの素…大さじ1、片栗粉…小さじ1

■**作り方**
①えびは背わたをとる。長ねぎはみじん切りにする。
②チリソースの素、片栗粉、水大さじ1を合わせておく。
③フライパンにサラダ油を熱し、①を入れて炒め、②を加えてとろみがつくまで炒める。

150kcal	P(kcal)	F(kcal)	C(kcal)	カリウム(mg)	食塩相当量(g)
	50	59	41	251	0.9
100kcal当たり	33	39	27	167	0.6

たけのこのおかか煮

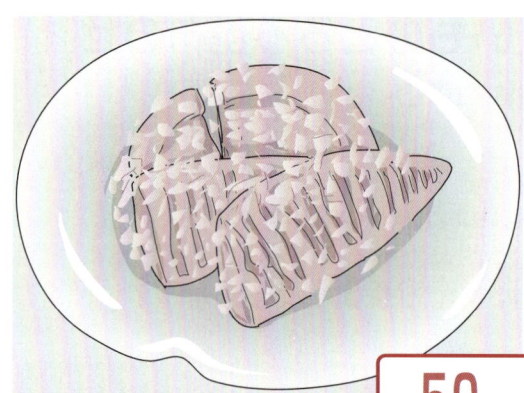

■**材料（1人分）**
たけのこ（ゆで）…50g、だし汁…50ml、砂糖…小さじ1、しょうゆ…小さじ1、かつお節…1g

■**作り方**
①たけのこは食べやすい大きさに切る。
②鍋にだし汁と調味料、たけのこを入れて火にかけ、沸騰したら弱火にして、汁気がなくなるまで煮含める。
③火を止めたら、かつお節を全体にからめ、器に盛る。

50kcal	P(kcal)	F(kcal)	C(kcal)	カリウム(mg)	食塩相当量(g)
	17	3	30	273	0.7
100kcal当たり	34	6	60	546	1.4

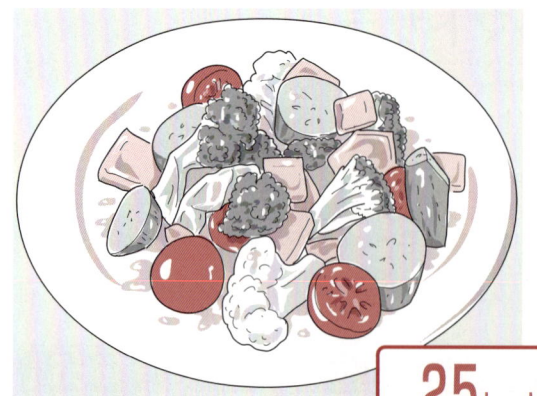

ひとくちサラダ

■**材料（1人分）**
ブロッコリー…3～4房（40g）、カリフラワー…1～2房（25g）、ミニトマト…3～4個（30g）、きゅうり…1/4本（20g）、黄ピーマン…1/4個（30g）、塩…少々、こしょう…少々、オリーブ油…小さじ1

■**作り方**
①ブロッコリー、カリフラワーはゆでる。きゅうりは一口大の乱切りにする。ピーマンは1cm角に切る。
②器に野菜を盛り、塩、こしょうをふり、オリーブ油をかける。

25kcal	P(kcal)	F(kcal)	C(kcal)	カリウム(mg)	食塩相当量(g)
	3	1	21	287	0.2
100kcal当たり	12	4	84	1148	0.8

主食	目安量	重量	熱量	PFCエネルギー比			カリウム	食塩相当量
				たんぱく質(P)	脂質(F)	炭水化物(C)		
		g	kcal	kcal			mg	g
めし	丼1杯	240	400	24	4	372	68	0
食パン	1枚/6枚切り（耳なし）	38	100	14	15	71	37	0.5
	2枚/6枚切り（耳なし）	76	200	28	30	142	74	1

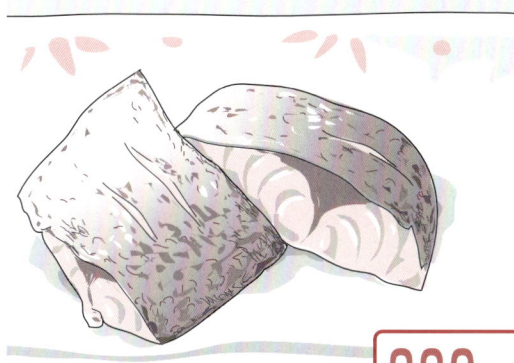

さばの塩焼き

■材料（1人分）
さば…1〜2切れ（80g）、塩…少々、サラダ油…小さじ1/2、だいこん…2cm（40g）、しょうゆ…小さじ1/2

■作り方
① だいこんはおろしておく。
② フライパンにサラダ油を熱し、さばを入れ、塩をふり、ふたをして弱火で2〜3分焼く。
③ 焼き色がついたら返し、再びふたをして3分ほど焼く。
④ 器に盛り、①を添え、しょうゆをかける。

200 kcal

	P(kcal)	F(kcal)	C(kcal)	カリウム(mg)	食塩相当量(g)
	72	112	16	361	1.2
100kcal当たり	36	56	8	181	0.6

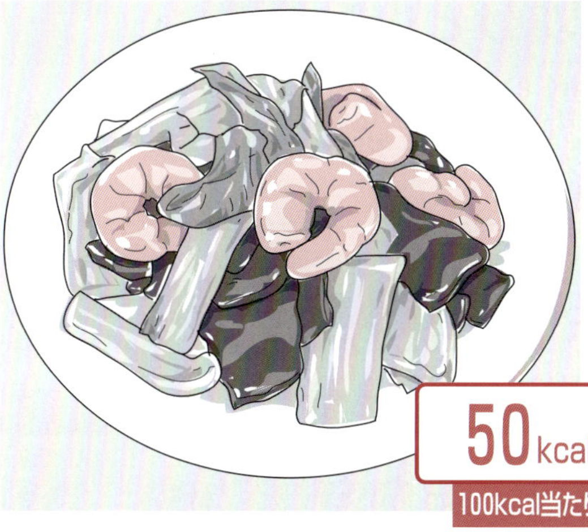

えび野菜炒め

■材料（1人分）
むきえび…4〜5尾（25g）、チンゲンサイ…1株（80g）、きくらげ…3〜4個、サラダ油…小さじ1/2、オイスターソース…小さじ1/2、しょうゆ…小さじ1/2、片栗粉…小さじ1/2

■作り方
① えびは背わたをとり、水で洗い、水気をきっておく。
② チンゲンサイは一口大に切る。
③ きくらげは水で戻し、食べやすい大きさに切る。
④ 鍋にサラダ油を熱し、①〜③を炒める。チンゲンサイが鮮やかな色になったら、オイスターソース、しょうゆ、水大さじ1を入れて炒める。
⑤ 水溶き片栗粉を混ぜ入れ、全体にとろみをつける。

50 kcal

	P(kcal)	F(kcal)	C(kcal)	カリウム(mg)	食塩相当量(g)
	19	17	14	154	0.6
100kcal当たり	38	34	28	308	1.2

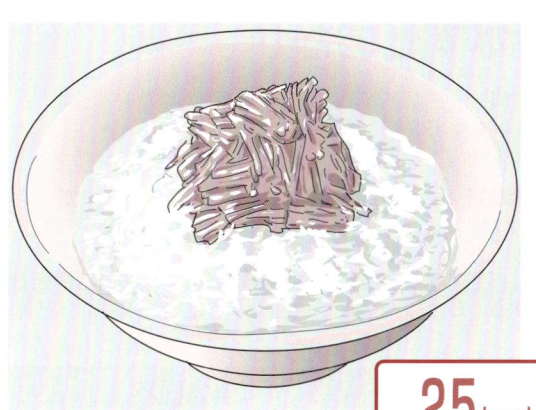

おろしだいこん

■材料（1人分）
だいこん…3〜4cm（70g）、味付きえのきたけ（ビン詰）…大さじ1

■作り方
だいこんは皮をむいてすりおろし、器に盛り付け、その上に味付きえのきたけをのせる。

25 kcal

	P(kcal)	F(kcal)	C(kcal)	カリウム(mg)	食塩相当量(g)
	4	1	20	209	0.6
100kcal当たり	16	4	80	836	2.4

4. 献立例（主食、副菜、主菜、牛乳・乳製品、果物）

主食	目安量	重量	熱量	PFCエネルギー比			カリウム	食塩相当量
				たんぱく質(P)	脂質(F)	炭水化物(C)		
		g	kcal	kcal			mg	g
めし	小茶碗1杯	90	150	9	2	139	26	0
	中茶碗1杯	120	200	12	2	186	34	0
	大茶碗1杯	180	300	18	3	279	51	0

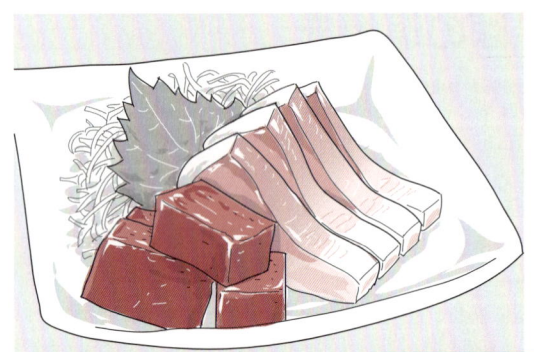

さしみ

■材料（1人分）
まぐろ（赤身）…1～2切れ（30g）、はまち…3～4切れ（55g）、だいこん（極細切り）…少々（20g）、しそ…1枚、しょうゆ…小さじ1

■作り方
①まぐろ、はまちは食べやすい大きさに切って皿に盛り、だいこんとしそを添える。
②しょうゆは別皿に用意し、つけていただく。

175 kcal	P(kcal)	F(kcal)	C(kcal)	カリウム(mg)	食塩相当量(g)
	70	89	16	365	1
100kcal当たり	40	51	9	209	0.6

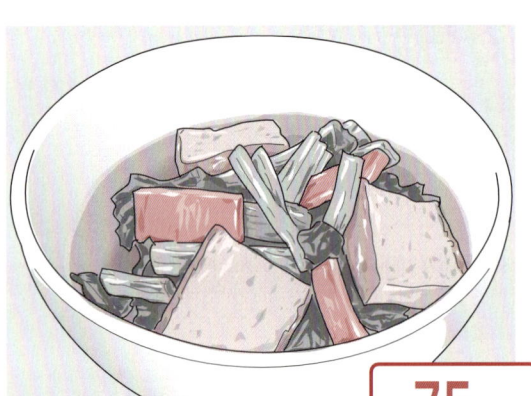

厚揚げと小松菜煮

■材料（1人分）
厚揚げ…1/4枚（30g）、小松菜…1～2株（60g）、にんじん…少々、だし汁…100ml、しょうゆ…小さじ1、砂糖…小さじ1/2、みりん…小さじ1/2

■作り方
①厚揚げは油抜きし、1cmの厚さに切る。
②小松菜はかためにゆでて水にとり、水気をしぼって3～4cmに切る。
③にんじんは短冊切りにし、かためにゆでる。
④だし汁を煮立て、しょうゆ、砂糖、みりん、①～③を入れ、弱火で煮る。

75 kcal	P(kcal)	F(kcal)	C(kcal)	カリウム(mg)	食塩相当量(g)
	17	30	28	373	0.9
100kcal当たり	23	40	37	496	1.2

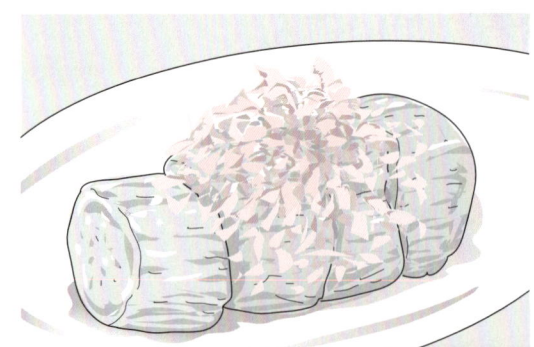

焼なすとおかか

■材料（1人分）
なす…1本（80g）、かつお節…少々、しょうゆ…小さじ1/2

■作り方
①なすを網またはグリルで皮がまっ黒になるまで焼き、熱いうちに皮をむく。
②食べやすい大きさに切って器に盛り、かつお節をかける。しょうゆをかける。

25 kcal	P(kcal)	F(kcal)	C(kcal)	カリウム(mg)	食塩相当量(g)
	8	1	16	148	0.4
100kcal当たり	32	4	64	592	1.6

主食	目安量	重量	熱量	PFCエネルギー比			カリウム	食塩相当量
				たんぱく質(P)	脂質(F)	炭水化物(C)		
		g	kcal	kcal			mg	g
めし	丼1杯	240	400	24	4	372	68	0
食パン	1枚/6枚切り（耳なし）	38	100	14	15	71	37	0.5
	2枚/6枚切り（耳なし）	76	200	28	30	142	74	1

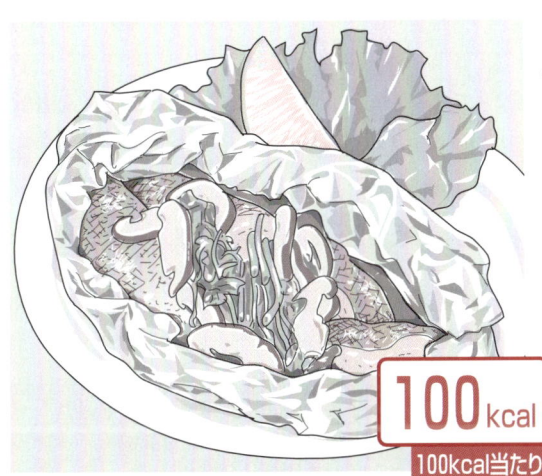

たらの野菜ホイル蒸し

■**材料（1人分）**
たら…1切れ（75g）、みつば…2～3本（10g）、しいたけ（生）…2枚、塩…少々、こしょう…少々、有塩バター…大さじ1/2、レタス…1枚、レモン…1切れ

■**作り方**
①たらは塩、こしょうをしてアルミホイルの上にのせる。
②①に薄切りにしたしいたけと、2cmに切ったみつば、バターをのせて包み、中温のオーブントースターで15分くらい蒸し焼きにする。
③皿に②をのせ、レタスとレモンを添える。

100 kcal

	P(kcal)	F(kcal)	C(kcal)	カリウム(mg)	食塩相当量(g)
	53	38	9	444	1.3
100kcal当たり	53	38	9	444	1.3

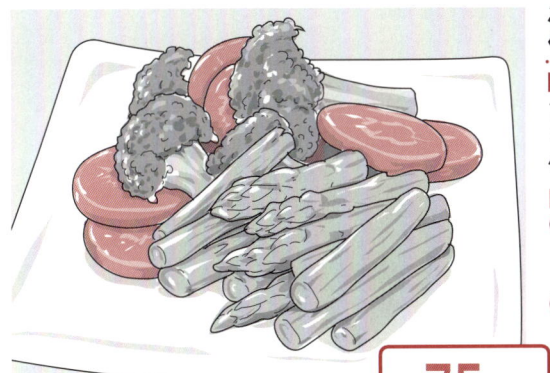

温野菜サラダ

■**材料（1人分）**
ブロッコリー…3～4房（40g）、グリーンアスパラガス…3～4本（40g）、にんじん…2cm（10g）、マヨネーズ…小さじ2

■**作り方**
①ブロッコリーは小房に、アスパラガスは5～6cmの長さに、にんじんは輪切りにして沸騰した湯で色よくゆで、水にさらし、よく水気をきる。
②①を器に盛り、マヨネーズを添える。

75 kcal

	P(kcal)	F(kcal)	C(kcal)	カリウム(mg)	食塩相当量(g)
	8	5	62	225	0.1
100kcal当たり	11	7	82	299	0.1

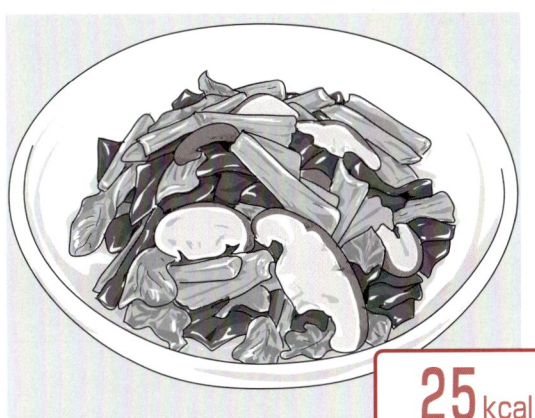

小松菜の煮びたし

■**材料（1人分）**
小松菜…1～2株（60g）、しいたけ（生）…1/2枚、乾燥わかめ…大さじ1、だし汁…60ml、酒…小さじ1、しょうゆ…小さじ1

■**作り方**
①小松菜は4cmの長さに切る。しいたけは細切りにする。
②わかめは水で戻し、食べやすい大きさに切る。
③鍋に調味料を入れて煮立て、①を加えて煮る。
④小松菜がやわらかくなったら、②を加え、ひと混ぜして火を止める。

25 kcal

	P(kcal)	F(kcal)	C(kcal)	カリウム(mg)	食塩相当量(g)
	8	5	12	174	0.8
100kcal当たり	32	20	48	696	3.2

4. 献立例（主食、副菜、主菜、牛乳・乳製品、果物）

5. 100kcal当たり栄養評価基準表

表1. 摂取不足を危惧して

栄養成分名		単位	基準値(2000kcal当たり)	100kcal当たり基準値(%)	栄養評価範囲				
					>200%	200≧, >120	120≧, ≧80	80>, ≧30	>30
たんぱく質		kcal	260	13	設定せず				
脂質		kcal	400〜500	20〜25	表2（疾病を考慮した過剰摂取を危惧して）を適用				
炭水化物		kcal	1240〜1340	62〜67	設定せず				
重量		g			設定せず				
一般成分	水分				設定せず				
	たんぱく質	g	65	3.25	>6.5	6.5≧, >3.9	3.9≧, ≧2.6	2.6>, ≧0.975	>0.975
	たんぱく質	kcal	260	13	26>	26≧, >15.6	15.6≧, ≧10.4	10.4>, ≧4	>4
	脂質	20%・g	44.4	2.22	>44.4	44.4≧, >26.6	26.6≧, ≧17.8	17.8>, ≧7	>7
	脂質	20%・kcal	400	20	>40	40≧, >24	24≧, ≧16	16>, ≧6	>6
	炭水化物	g	335	16.8	>33.6	33.6≧, >20.2	20.2≧, ≧13.4	13.4>, ≧5	>5
	炭水化物	kcal	1340	67	>134	134≧, >80	80≧, ≧54	54>, ≧20	>20
	砂糖	g	25	1.3	>26	26≧, >15.6	15.6≧, ≧10.4	10.4>, ≧4	>4
	砂糖	kcal	100	5	>100	100≧, >60	60≧, ≧40	40>, ≧15	>15
	灰分	g			設定せず				
無機質	ナトリウム	mg			表2（疾病を考慮した過剰摂取を危惧して）を適用				
	カリウム	mg	2000	100	>200	200≧, >120	120〜80	80>, ≧30	>30
	カルシウム	mg	600	30	>60	60≧, >36	36〜24	24>, ≧9	>9
	マグネシウム	mg	270	13.5	>27	27≧, >16.2	16.2〜10.8	10.8>, ≧4.05	>4.05
	リン	mg	1200	60	>140	140≧, >72	72〜48	48>, ≧18	>18
	鉄	mg	10	0.5	>1	1≧, >0.6	0.6〜0.4	0.4>, ≧0.15	>0.15
	亜鉛	mg	8	0.4	>0.8	0.8≧, >0.48	0.48〜0.32	0.32>, ≧0.12	>0.12
	銅	mg			設定せず				
	マンガン	mg			設定せず				
ビタミン	A・レチノール当量	μg	600	30	>60	60≧, >36	36〜24	24>, ≧9	>9
	D	μg	5	0.25	>0.5	0.5≧, >0.3	0.3〜0.2	0.2>, ≧0.075	>0.075
	E・α-トコフェロール	mg	8	0.4	>0.8	0.8≧, >0.48	0.48〜0.32	0.32>, ≧0.12	>0.12
	K	μg	60	3	>6	6≧, >3.6	3.6〜2.4	2.4>, ≧0.9	>0.9
	B_1	mg	0.54/1000kcal	0.054	>0.118	0.118≧, >0.065	0.065〜0.043	0.043>, ≧0.013	>0.013
	B_2	mg	0.60/1000kcal	0.06	>0.120	0.12≧, >0.072	0.072〜0.048	0.048>, ≧0.018	>0.018
	ナイアシン	mg			設定せず				
	ナイアシン当量	mg	5.8/1000kcal	0.58	>1.16	1.16≧, >0.696	0.696〜0.464	0.464>, ≧0.174	>0.174
	B_6	mg	0.023/たんぱく質1g	0.07	>0.14	0.14≧, >0.084	0.084〜0.056	0.056>, ≧0.021	>0.021
	B_{12}	μg	2.3	0.12	>0.24	0.24≧, >0.144	0.144〜0.096	0.096>, ≧0.036	>0.036
	葉酸	μg	240	12	>24%	24≧, >14.4	14.4〜9.6	9.6>, ≧3.6	>3.6
	パントテン酸	mg	6	0.3	>0.6%	0.6≧, >0.36	0.36〜0.24	0.24>, ≧0.09	>0.09
	C	mg	100	5	>10	10≧, >6	6〜4	4>, ≧1.5	>1.5
脂肪酸	飽和	g			設定せず				
	一価不飽和	g			設定せず				
	多価不飽和	g			設定せず				
	n-3系不飽和	g	2.2	0.11	>0.22	0.22≧, >0.132	0.132〜0.088	0.088>, ≧0.033	>0.033
	n-6系不飽和	g	10	0.5	>1.0	1.0≧, >0.6	0.6〜0.4	0.4>, ≧0.15	>0.15
コレステロール		mg			設定せず				
食物繊維	水溶性	g			設定せず				
	不溶性	g			設定せず				
	総量	g	20	1	>2	2〜1.2	1.2>, ≧0.8	0.8>, ≧0.3	>0.3
食塩相当量		g			設定せず				

表2. 疾病を考慮した過剰摂取を危惧して

区分	栄養成分名	単位	目安量（2000kcal当たり）	100kcal当たり基準値（%）	栄養評価範囲				
					>200%	200≧，>120	120≧，≧80	80>，≧30	>30
高血圧症	脂質	kcal	600	30	>60	60≧，>36	36～24	24>，≧9	>9
		kcal	500	25	>50	50≧，>30	30～20	20>，≧7.5	>7.5
		kcal	400	20	>40	40≧，>24	24～16	16>，≧6	>6
		kcal	300	15	>30	30≧，>18	18～12	12>，≧4.5	>4.5
肥満・腎疾患	たんぱく質	kcal	120（30g）	6	>12	12≧，>7.2	7.2～4.8	4.8>，≧1.8	>1.8
		kcal	160（40g）	8	>16	16≧，>9.6	9.6～6.4	6.4>，≧2.4	>2.4
		kcal	200（50g）	10	>20	20≧，>12	12～8	8>，≧3	>3
		kcal	240（60g）	12	>24	24≧，>14.4	14.4～9.6	9.6>，≧3.6	>3.6
		kcal	280（70g）	14	>28	28≧，>16.8	16.8～11.2	11.2>，≧4.2	>4.2
		kcal	320（80g）	16	>32	32≧，>19.2	19.2～12.8	12.8>，≧4.8	>4.8
		kcal	360（90g）	18	>36	36≧，>21.6	21.6～14.4	14.4>，≧5.4	>5.4

区分	栄養成分名	単位	目安量（2000kcal当たり）	100kcal当たり基準値（%）	>200%	200≧，>120	120≧，≧80	80>，≧30	>30
高血圧症	カリウム	mg	3500	175	>350	350≧，>210	210～140	140>，≧53	>53
	ナトリウム	mg	2300	115	>230	230≧，>138	138～92	92>，≧35	>35
	食塩相当量	g	6	0.3	>0.6	0.6≧，>0.4	0.4～0.2	0.2>，≧0.1	>0.1
腎疾患	カリウム	mg	700	35	>70	70≧，>42	42～28	28>，≧11	>11
	ナトリウム	mg	1500	75	>75	75≧，>45	45～30	30>，≧11	>11
	リン	mg	800	40	>40	40≧，>24	24～16	16>，≧6	>6

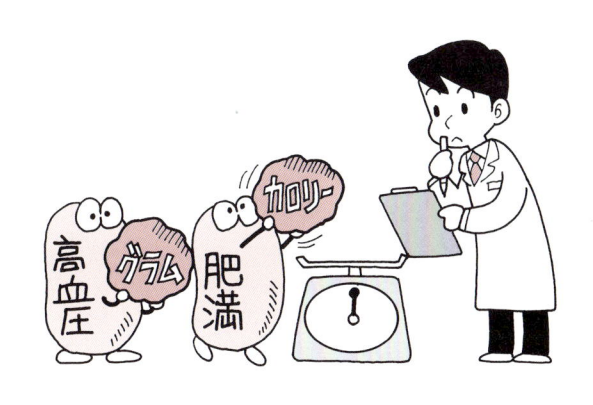

5. 100kcal当たり栄養評価基準表

6. 100kcal食品栄養評価表

1. 主食類

分類	食品名	目安量	100kcal当たり			
			重量	PFCエネルギー比		
				たんぱく質	脂質	炭水化物
			g	kcal		
	あわ　精白粒		27	11	6	83
	あわもち	1切れ	47	8	3	88
	オートミール		26	12	13	75
	米粒麦		29	7	5	88
	大麦めん　乾		30	15	5	80
	ゆで		82	16	4	80
	麦こがし	大さじ5杯	26	11	11	78
	きび　精白粒		28	12	4	84
	こむぎ　玄穀　国産		30	11	8	81
	薄力粉　1等	大さじ5杯	27	9	4	87
	中力粉　1等	大さじ5杯	27	11	4	85
	強力粉　1等	大さじ5杯	27	14	4	82
	全粒粉		30	14	7	79
	ホットケーキ用ミックス		27	8	10	81
	てんぷら用ミックス		29	9	4	87
パン類	食パン	6枚切り2/3	38	14	15	71
パン類	コッペパン		38	13	13	74
パン類	フランスパン	3cm幅1切れ	36	13	4	82
パン類	ライ麦パン		38	13	7	80
パン類	ぶどうパン	6枚切り2/3	37	12	12	76
パン類	ロールパン	1個	32	13	26	62
パン類	クロワッサン	1/3個	22	7	54	39
パン類	イングリッシュマフィン		44	14	14	72
パン類	ナン		38	16	12	73
パン類	あんパン	1/3個	36	11	17	72
パン類	クリームパン	1/3個	33	14	32	54
パン類	ジャムパン	1/3個	34	9	18	73
パン類	チョココロネ		33	7	35	59
パン類	デニッシュペストリー	1/2個	25	7	47	46
	うどん　生		37	10	2	88

＊コレステロールを

100kcal当たり												
無機質							ビタミン		脂肪酸			
ナトリウム	食塩相当量	カリウム	カルシウム	マグネシウム	リン	鉄	B_1	B_2	飽和	n-3系不飽和	n-6系不飽和	コレステロール *食物繊維
mg	g	mg					mg		g			mg/g
0	0	77	4	30	77	1.3	0.05	0.02	0.17	0.02	0.27	0.9
0	0	37	3	12	41	0.2	0.02	0.01	0.08	0.01	0.12	0.7
1	0	68	12	26	97	1.0	0.05	0.02	0.35	0.03	0.54	2.4
1	0	50	5	7	41	0.3	0.06	0.01	0.17	0.01	0.25	2.5
325	0.8	71	8	19	59	0.6	0.06	0.01	0.12	0.01	0.23	1.9
53	0.2	8	10	15	50	0.7	0.03	0.01	0.12	0.02	0.22	2.1
1	0	125	11	33	87	0.8	0.02	0.03	0.36	0.03	0.52	4.0
1	0	48	3	24	45	0.6	0.04	0.01	0.11	0.01	0.17	0.5
1	0	140	8	24	104	0.9	0.12	0.03	0.17	0.03	0.42	3.2
1	0	33	6	3	19	0.2	0.04	0.01	0.11	0.01	0.22	0.7
1	0	27	5	5	20	0.2	0.03	0.01	0.11	0.01	0.24	0.8
1	0	22	5	6	20	0.3	0.03	0.01	0.11	0.01	0.24	0.7
1	0	101	8	43	95	0.9	0.10	0.03	0.16	0.03	0.41	3.4
107	0.3	66	27	3	49	0.1	0.03	0.02	0.34	0.02	0.25	0.5
22	0.1	43	13	3	29	0.2	0.03	0.01	0.10	0.01	0.21	0.7
190	0.5	37	11	8	31	0.2	0.03	0.02	0.50	0.03	0.37	0.9
197	0.5	36	14	9	28	0.4	0.03	0.03	0.43	0.02	0.32	0.8
222	0.6	39	6	8	26	0.3	0.03	0.02	0.11	0.01	0.23	1.0
178	0.5	72	6	15	49	0.5	0.06	0.02	0.13	0.03	0.29	2.1
149	0.4	78	12	9	32	0.3	0.04	0.02	0.44	0.01	0.12	0.8
155	0.4	35	14	7	31	0.2	0.03	0.02	0.97	0.03	0.25	0.6
105	0.3	20	5	4	15	0.1	0.02	0.01	2.02	0.06	0.53	0.4
211	0.5	37	23	8	42	0.4	0.07	0.04	0.53	0.02	0.14	0.5
202	0.5	37	4	8	29	0.3	0.05	0.02	0.20	0.07	0.31	0.8
100	0.2	27	11	7	26	0.4	0.02	0.02	0.64	0.02	0.17	1.0
115	0.3	39	17	6	39	0.3	0.03	0.06	1.13	0.05	0.43	43
105	0.3	32	10	6	22	0.2	0.02	0.01	0.66	0.02	0.17	0.6
62	0.2	49	23	5	28	0.1	0.03	0.04	1.30	0.06	0.79	4
116	0.3	25	9	4	19	0.2	0.03	0.03	1.25	0.11	1.50	4
370	0.9	33	7	5	18	0.1	0.03	0.01	0.05	0.01	0.11	0.4

含む食品については黒字でその値 (mg) を，コレステロールを含まず食物繊維を含む食品についてはその値 (g) を赤字で示した。

1. 主食類

	食品名	重量	100kcal当たり PFCエネルギー比		
			たんぱく質	脂質	炭水化物
		g	kcal		
ヌードル類	うどん　ゆで	95	11	3	86
	そうめん・ひやむぎ　ゆで	79	12	3	85
	手延そうめん・手延ひやむぎ　ゆで	79	12	4	84
	中華めん　生	36	13	4	83
	ゆで	67	14	3	82
	蒸し中華めん	50	12	7	81
	干し中華めん　乾	27	12	4	84
	ゆで	71	13	3	84
	即席中華めん　油揚げ味付け	22	9	34	57
	油揚げ	22	9	38	54
	非油揚げ	28	12	13	75
	中華スタイル即席カップめん　油揚げ	22	10	40	51
	焼きそば　油揚げ	23	8	39	53
	中華スタイル即席カップめん　非油揚げ	29	11	17	73
	和風スタイルスナックめん　油揚げ	22	10	40	50
	マカロニ・スパゲッティ　乾	26	15	5	80
	ゆで	67	15	5	80
穀類	生ふ	61	31	4	64
	焼きふ　観世ふ	26	32	6	62
	車ふ	26	34	7	59
	竹輪ふ	58	18	6	76
小麦加工品	ぎょうざの皮	34	14	4	82
	しゅうまいの皮	34	12	4	84
	パン粉　生	36	16	16	68
	乾燥	27	16	16	68
米とその加工品	玄米	29	7	6	87
	精白米	28	7	2	91
	はいが精米	28	7	5	88
	めし　玄米	61	6	5	89
	精白米	59	6	1	93

＊コレステロールを

100kcal当たり												
無機質							ビタミン		脂肪酸			
ナトリウム	食塩相当量	カリウム	カルシウム	マグネシウム	リン	鉄	B_1	B_2	飽和	n-3系不飽和	n-6系不飽和	コレステロール *食物繊維
mg	g	mg					mg		g			mg/g
114	0.3	9	6	6	17	0.2	0.02	0.01	0.09	0.01	0.18	0.8
67	0.2	4	5	4	19	0.2	0.02	0.01	0.07	0.01	0.15	0.7
102	0.2	4	5	3	18	0.2	0.02	0.01	0.11	0.01	0.23	0.8
146	0.4	124	7	5	21	0.2	0.01	0.01	0.10	0.01	0.21	0.8
47	0.1	40	13	5	21	0.2	0.01	0.01	0.09	0.01	0.19	0.9
86	0.2	43	5	5	50	0.2	0.01	0.01	0.20	0.02	0.41	1.0
137	0.4	85	5	7	33	0.2	0.01	0.01	0.10	0.01	0.21	0.8
54	0.1	29	7	6	28	0.2	0.01	0.01	0.08	0.01	0.17	1.1
562	1.4	58	97	7	25	0.2	0.33	0.38	1.64	0.01	0.49	2
480	1.2	33	50	5	24	0.2	0.12	0.18	1.85	0.02	0.46	1
758	1.9	73	31	7	31	0.2	0.06	0.01	0.35	0.03	0.41	1
603	1.5	47	42	6	27	0.3	0.15	0.12	1.95	0.02	0.49	8
344	0.9	44	44	6	17	0.3	0.13	0.17	1.23	0.05	0.61	0.6
789	2.0	79	28	8	32	0.3	0.06	0.07	0.48	0.04	0.36	1
599	1.5	40	40	7	51	0.2	0.05	0.07	2.01	0.03	0.48	1
1	0	53	5	15	34	0.4	0.05	0.02	0.13	0.02	0.28	0.7
114	0.3	8	5	12	31	0.4	0.03	0.02	0.14	0.01	0.29	1.0
4	0	18	8	11	37	0.8	0.05	0.02	0.11	0.01	0.24	0.3
2	0	31	9	11	34	0.9	0.04	0.02	0.16	0.02	0.34	1.0
28	0.1	34	6	14	34	1.1	0.03	0.02	0.20	0.02	0.42	0.7
1	0	2	5	4	18	0.3	0.01	0.01	0.16	0.02	0.34	0.9
1	0	22	5	6	21	0.3	0.03	0.01	0.11	0.01	0.23	0.7
1	0	24	5	6	20	0.2	0.03	0.01	0.11	0.01	0.23	0.7
125	0.3	39	9	10	35	0.4	0.04	0.01	0.55	0.03	0.40	1.1
123	0.3	40	9	10	35	0.4	0.04	0.01	0.55	0.03	0.40	1.1
0	0	66	3	31	83	0.6	0.12	0.01	0.18	0.01	0.25	0.9
0	0	25	1	6	26	0.2	0.02	0.01	0.08	0	0.08	0.1
0	0	42	2	14	42	0.3	0.06	0.01	0.16	0.01	0.19	0.4
1	0	58	4	30	79	0.4	0.10	0.01	0.14	0.01	0.19	0.9
1	0	17	2	4	20	0.1	0.01	0.01	0.06	0	0.06	0.2

含む食品については黒字でその値（mg）を，コレステロールを含まず食物繊維を含む食品についてはその値（g）を赤字で示した。

1. 主食類

	食品名	100kcal当たり			
		重量	PFCエネルギー比		
			たんぱく質	脂質	炭水化物
		g	kcal		
米とその加工品	めし　はいが精米	60	6	3	91
	おもゆ　玄米	491	7	4	89
	アルファ化米	26	6	2	93
	おにぎり	56	6	1	93
	きりたんぽ	48	6	2	92
	上新粉	28	7	2	91
	ビーフン	27	7	4	89
	もち	43	7	3	90
	赤飯	53	8	2	90
	白玉粉	27	7	2	91
日本そば・雑穀類	そば粉　全層粉	28	13	7	80
	中層粉	28	11	6	83
	そば米	27	10	6	84
	そば　生	36	14	6	79
	ゆで	76	15	7	79
	干しそば　乾	29	16	6	78
	ゆで	88	17	6	78
	ジャイアントコーン　フライ　味付け	23	5	24	70
	ポップコーン	21	8	42	49
	コーンフレーク	26	8	4	88
	はとむぎ　精白粒	28	14	3	83
	ひえ　精白粒	27	10	8	81
	もろこし　精白粒	27	10	6	84
	ライむぎ　ライ麦粉	28	8	4	88
いも類	板こんにゃく　精粉	2083	4	Ø	96
	生いも	1379	3	6	91
	しらたき	1563	6	Ø	94
	さつまいも　生	76	3	1	96
	蒸し	76	3	1	96
	焼き	61	2	1	97

100kcal当たり												
無機質							ビタミン		脂肪酸			
ナトリウム	食塩相当量	カリウム	カルシウム	マグネシウム	リン	鉄	B_1	B_2	飽和	n-3系不飽和	n-6系不飽和	食物繊維
mg	g	mg					mg		g			g
1	0	31	3	14	41	0.1	0.05	0.01	0.10	0.01	0.12	0.5
0	0	59	5	29	79	0.5	0.10	0	0.10	0	0.15	2.9
1	0	17	2	4	20	0.1	0.01	0.01	0.06	0	0.06	0.2
112	0.3	17	2	4	21	0.1	0.01	0.01	0.06	0	0.06	0.2
0	0	17	2	4	20	0	0.01	0	0.06	0	0.06	0.2
1	0	25	1	6	27	0.2	0.02	0.01	0.08	0	0.08	0.2
1	0	9	4	3	16	0.2	0.02	0.01	0.14	0.01	0.14	0.2
1	0	28	3	7	33	0.1	0.02	0.01	0.11	0	0.12	0.3
1	0	42	4	7	29	0.2	0.03	0.01	0.06	0.01	0.07	0.9
1	0	1	1	2	12	0.3	0.01	0	0.09	0	0.09	0.1
1	0	113	5	53	111	0.8	0.13	0.03	0.17	0.02	0.27	1.2
1	0	131	5	61	108	0.8	0.10	0.03	0.15	0.01	0.23	1.2
0	0	107	3	41	71	0.4	0.12	0.03	0.13	0.01	0.21	1.0
0	0	58	7	24	62	0.5	0.07	0.03	0.15	0.01	0.28	1.0
2	0	26	7	20	61	0.6	0.04	0.02	0.16	0.02	0.30	1.5
247	0.6	76	7	29	67	0.8	0.11	0.02	0.14	0.01	0.27	1.1
44	0.1	11	11	29	63	0.8	0.07	0.02	0.13	0.02	0.25	1.3
99	0.3	25	2	20	41	0.3	0.02	0	0.77	0.01	0.69	2.4
118	0.3	62	1	20	60	0.9	0.03	0.02	1.30	0.04	1.56	2.0
218	0.6	25	0	4	12	0.2	0.01	0.01	0.09	0.01	0.19	0.6
0	0	24	2	3	6	0.1	0.01	0.01	0.08	0.01	0.13	0.2
1	0	65	2	26	76	0.4	0.01	0.01	0.23	0.02	0.37	1.2
1	0	113	4	30	80	0.7	0.03	0.01	0.17	0.02	0.26	1.2
0	0	40	7	9	40	0.4	0.04	0.02	0.07	0.03	0.18	3.6
208	0	688	896	42	104	8.3	0	0	0	0	0	45.8
28	0	607	938	69	97	8.3	0	0	0.19	0.06	0.33	41.4
156	0	188	1172	63	156	7.8	0	0	0	0	0	45.3
3	0	356	30	19	35	0.5	0.08	0.02	0.02	0.01	0.04	1.7
3	0	375	36	15	32	0.5	0.08	0.02	0.02	0.01	0.04	2.9
8	0	332	21	14	34	0.4	0.07	0.04	0.02	0.01	0.03	2.1

	食品名	100kcal当たり			
		重量	PFCエネルギー比		
			たんぱく質	脂質	炭水化物
		g	kcal		
いも類	さつまいも　蒸し切干	33	3	2	96
	さといも　生	173	7	1	91
	水煮	169	7	1	92
	冷凍	139	9	1	90
	やつがしら　生	103	9	6	85
	水煮	107	8	5	87
	じゃがいも　生	131	6	1	93
	蒸し	118	5	1	94
	水煮	138	6	1	93
	フライドポテト	42	5	40	55
	乾燥マッシュポテト	28	5	1	93
	いちょういも　生	93	12	4	85
	ながいも　生	155	9	4	87
	やまといも　生	81	10	1	89
	じねんじょ　生	82	6	5	89
	だいじょ　生	92	7	1	93
	でんぷん　くず	29	0	0	99
	くずきり　乾	28	0	0	99
	ゆで	74	0	1	99
	タピオカパール　乾	28	0	0	99
	はるさめ　緑豆　乾	29	0	1	99
	普通　乾	29	0	0	99
豆類	あずき　全粒　乾	30	24	5	71
	ゆで	70	25	6	69
	あずき　ゆで小豆缶詰	46	8	2	90
	あずき　あん　こしあん	65	25	3	71
	さらしあん	26	27	2	71
	つぶしあん	41	9	2	89
	いんげんまめ　うずら豆	42	11	5	84
	豆きんとん	40	8	2	90

100kcal当たり												
無機質							ビタミン		脂肪酸			
ナトリウム	食塩相当量	カリウム	カルシウム	マグネシウム	リン	鉄	B_1	B_2	飽和	n-3系不飽和	n-6系不飽和	食物繊維
mg	g	mg					mg		g			g
6	0	323	17	15	31	0.7	0.06	0.03	0.03	0.01	0.05	1.9
0	0	1107	17	33	95	0.9	0.12	0.03	0.02	0	0.05	4.0
2	0	949	24	29	80	0.7	0.10	0.03	0.02	0	0.05	4.1
4	0	473	28	28	74	0.8	0.10	0.01	0.02	0.01	0.04	2.8
1	0	651	40	43	74	0.7	0.13	0.06	0.10	0.03	0.17	2.9
1	0	558	37	42	60	0.6	0.12	0.04	0.09	0.03	0.15	3.0
1	0	538	4	26	52	0.5	0.12	0.04	0.01	0.01	0.01	1.7
1	0	391	2	24	27	0.4	0.06	0.02	0.01	0.01	0.01	2.1
1	0	468	3	25	34	0.6	0.08	0.04	0.01	0.01	0.01	2.2
1	0	279	2	15	20	0.3	0.05	0.03	0.49	0.30	1.52	1.3
21	0.1	336	7	20	42	0.9	0.07	0.01	0.01	0.01	0.02	1.8
5	0	547	11	18	60	0.6	0.14	0.05	0.07	0.02	0.11	1.3
5	0	665	26	26	42	0.6	0.15	0.03	0.06	0.02	0.11	1.6
10	0	478	13	23	58	0.4	0.11	0.02	0.02	0.01	0.05	2.0
5	0	454	8	17	26	0.7	0.09	0.03	0.08	0.02	0.14	1.6
18	0.1	450	13	17	52	0.6	0.09	0.02	0.01	0	0.02	2.0
1	0	1	5	1	3	0.6	0	0	0.01	0	0.01	
1	0	1	5	1	5	0.4	0	0	0.01	0	0.01	0.3
1	0	0	4	1	4	0.3	0	0	0.01	0	0.01	0.6
1	0	3	8	1	2	0.2	0	0	0.01	0	0.01	
3	0	9	7	2	5	0.3	0	0	0.02	0.01	0.04	1.1
4	0	3	20	2	11	0.3	0	0	0.01	0	0.01	0.4
0	0	443	22	35	103	1.6	0.13	0.05	0.08	0.05	0.11	5.3
1	0	323	21	30	70	1.2	0.11	0.04	0.08	0.06	0.12	8.3
41	0.1	73	6	17	37	0.6	0.01	0.02	0.03	0.02	0.04	1.6
2	0	39	16	19	55	1.8	0.01	0.03	0.05	0.03	0.06	4.4
3	0	47	16	22	57	1.9	0	0.01	0.03	0.02	0.04	7.2
23	0	66	8	9	30	0.6	0.01	0.01	0.04	0.02	0.05	2.3
46	0.1	97	17	11	42	1.0	0.01	0	0.05	0.11	0.06	2.5
40	0.1	48	11	9	33	0.4	0	0	0.02	0.05	0.02	1.9

1. 主食類

	食品名	重量	100kcal当たり			
			PFCエネルギー比			砂糖
			たんぱく質	脂質	炭水化物	
		g	kcal			
豆類	えんどう　グリンピース（揚げ豆）	24	20	25	56	-
	塩豆	27	26	6	69	-
	うぐいす豆	42	9	3	88	-
	ささげ　全粒　ゆで	69	28	5	67	-
	そらまめ　フライビーンズ	21	21	40	39	-
	おたふく豆	40	13	4	83	-
	ふき豆	38	15	5	80	-
甘味性糖質類	黒砂糖	28	2	0	98	87
	上白糖	26	0	0	100	99
	三温糖	26	0	0	100	98
	ざらめ糖	26	0	0	100	100
	角砂糖	26	0	0	100	100
	氷砂糖	26	0	0	100	100
	コーヒーシュガー	26	0	0	100	99
	粉あめ	26	0	0	100	-
	水あめ	30	0	0	100	-
	ぶどう糖	27	0	0	100	-
	果糖	27	0	0	100	-
	淡色はちみつ	34	0	0	100	-
	濃色はちみつ	34	0	0	100	-
	メープルシロップ	39	0	0	100	-
	あんずジャム　高糖度	38	0	0	99	-
	低糖度	49	1	0	99	-
	いちごジャム　高糖度	39	1	0	99	-
	低糖度	51	1	0	99	-
	オレンジママレード　高糖度	39	0	0	99	-
	低糖度	52	1	0	99	-
	ぶどうジャム	52	1	0	98	-
	ブルーベリージャム	55	2	1	97	-
	りんごジャム	47	0	0	99	-

100kcal当たり												
無機質							ビタミン		脂肪酸			
ナトリウム	食塩相当量	カリウム	カルシウム	マグネシウム	リン	鉄	B_1	B_2	飽和	n-3系不飽和	n-6系不飽和	食物繊維
mg	g	mg					mg		g			g
83	0.2	201	21	26	106	1.3	0.12	0.04	0.20	0.18	0.58	4.7
168	0.4	267	357	33	99	1.5	0.05	0.03	0.08	0.03	0.19	4.8
62	0.2	42	7	11	54	1.0	0.01	0	0.02	0.01	0.05	2.2
0	0	275	22	38	103	1.8	0.14	0.03	0.13	0.08	0.14	7.4
146	0.4	151	19	18	93	1.6	0.02	0.01	0.48	0.30	1.51	3.1
64	0.2	44	21	11	56	2.1	0	0	0.04	0.01	0.12	2.4
122	0.3	42	15	8	57	1.0	0.01	0	0.07	0.01	0.20	1.7
8	0	311	68	9	9	1.3	0.01	0.02	-	-	-	
0	0	1	0	0	0	0.0	0	0	-	-	-	
2	0	3	2	1	0	0.0	0	0	-	-	-	
0	0	0	0	0	0	0.0	0	0	-	-	-	
0	0	0	0	0	0	0.0	0	0	-	-	-	
0	0	0	0	0	0	0.0	0	0	-	-	-	
1	0	0	0	0	0	0.1	0	0	-	-	-	
0	0	0	0	0	0	0.0	0	0	-	-	-	
0	0	0	0	0	0	0.0	0	0	-	-	-	
0	0	0	0	0	0	0.0	0	0	-	-	-	
0	0	0	0	0	0	0.0	0	0	-	-	-	
2	0	4	1	0	1	0.3	0	0	-	-	-	
2	0	4	1	0	1	1.7	0	0	-	-	-	
0	0	90	29	7	0	0.2	0	0.01	-	-	-	
4	0	29	3	2	2	0.1	0	0	0	0	0	0.3
9	0	39	5	2	3	0.1	0	0	0.01	0	0.01	0.6
2	0	26	4	3	5	0.1	0	0	0	0.01	0.01	0.5
6	0	40	6	4	7	0.2	0.01	0.01	0.01	0.01	0.02	0.6
4	0	11	6	1	2	0.0	0	0	0.01	0	0	0.3
5	0	25	10	3	3	0.1	0.01	0	0.01	0	0.01	0.7
9	0	67	8	5	12	1.7	0.01	0.01	0.01	0	0.01	0.8
1	0	42	4	3	7	0.2	0.02	0.01	0.02	0.02	0.02	2.4
3	0	16	3	1	2	0.0	0	0	0	0	0.01	0.4

コラム

主食早見表

熱量	食品名	重量	PFCエネルギー比 たんぱく質	脂質	炭水化物	無機質 ナトリウム	食塩相当量	カリウム	カルシウム	マグネシウム	リン	鉄	αトコフェロール	脂肪酸 飽和	一価	多価	食物繊維総量
		g	kcal			mg	g	mg					mg	g			mg
25kcal	めし・精白米	15	2	0	23	0	0	4	0	1	5	0	0	0.02	0.01	0.02	0
50kcal		30	3	1	46	0	0	9	1	2	10	0	0	0.03	0.02	0.03	0.1
75kcal		45	5	1	69	0	0	13	1	3	15	0	0	0.05	0.03	0.05	0.1
100kcal		60	6	1	93	1	0	17	2	4	20	0.1	0	0.06	0.04	0.06	0.2
200kcal		120	12	2	183	1	0	35	4	8	41	0.1	0	0.12	0.08	0.12	0.4
300kcal		180	18	3	279	2	0	52	5	13	61	0.2	0	0.18	0.13	0.18	0.5
400kcal		240	24	4	372	2	0	70	7	17	82	0.2	0	0.24	0.17	0.24	0.7
500kcal		300	30	6	465	3	0	87	9	21	102	0.3	0	0.30	0.21	0.30	0.9
25kcal	めし・はいが米	15	2	1	23	0	0	8	1	4	10	0	0.1	0.02	0.02	0.03	0.1
50kcal		30	3	2	45	0	0	15	2	7	20	0.1	0.1	0.05	0.05	0.06	0.2
75kcal		45	5	2	68	0	0	23	2	11	31	0.1	0.2	0.07	0.07	0.09	0.4
100kcal		60	6	3	91	1	0	31	3	14	41	0.1	0.2	0.10	0.09	0.13	0.5
200kcal		120	12	6	182	1	0	61	6	29	82	0.2	0.5	0.19	0.18	0.25	1.0
300kcal		180	18	9	273	2	0	92	9	43	122	0.4	0.7	0.29	0.27	0.38	1.4
400kcal		240	24	12	364	2	0	122	12	58	163	0.5	1.0	0.38	0.36	0.50	1.9
500kcal		300	30	15	455	3	0	153	15	72	204	0.6	1.2	0.48	0.45	0.63	2.4
25kcal	食パン・市販品	10	4	4	18	50	0.1	10	3	2	8	0.1	0.1	0.13	0.15	0.10	0.2
50kcal		19	7	8	36	95	0.2	18	6	4	16	0.1	0.1	0.25	0.29	0.20	0.4
75kcal		29	11	11	53	145	0.4	28	8	6	24	0.2	0.1	0.39	0.44	0.30	0.7
100kcal		38	14	15	71	190	0.5	37	11	8	32	0.2	0.2	0.51	0.57	0.40	0.9
200kcal		76	28	30	142	380	1.0	74	22	15	63	0.5	0.4	1.01	1.14	0.79	1.7
300kcal		114	42	45	213	570	1.5	111	33	23	95	0.7	0.6	1.52	1.71	1.19	2.6
400kcal		152	56	60	284	760	2.0	147	44	30	126	0.9	0.8	2.02	2.28	1.58	3.5
500kcal		190	70	75	355	950	2.5	184	55	38	158	1.1	1.0	2.53	2.85	1.98	4.4
25kcal	うどん・ゆで	24	3	1	22	29	0.1	2	1	1	4	0	0	0.02	0.01	0.05	0.2
50kcal		48	6	2	43	58	0.1	4	3	3	9	0.1	0	0.04	0.02	0.10	0.4
75kcal		71	8	2	65	85	0.2	6	4	4	13	0.1	0.1	0.06	0.03	0.14	0.6
100kcal		95	11	3	86	114	0.3	9	6	6	17	0.2	0.1	0.09	0.04	0.19	0.8
200kcal		190	22	6	172	228	0.6	17	11	11	34	0.4	0.2	0.17	0.08	0.38	1.5
300kcal		285	33	9	258	342	0.9	26	17	17	51	0.6	0.3	0.26	0.11	0.57	2.3
400kcal		380	44	12	344	456	1.1	34	23	23	68	0.8	0.4	0.34	0.15	0.76	3.0
500kcal		475	55	15	430	570	1.4	43	29	29	86	1.0	0.5	0.43	0.19	0.95	3.8
25kcal	そば・ゆで	19	4	2	20	0	0	6	2	5	15	0.2	0	0.04	0.04	0.08	0.4
50kcal		38	8	4	40	1	0	13	3	10	30	0.3	0	0.08	0.08	0.16	0.8
75kcal		57	11	5	59	1	0	19	5	15	46	0.5	0.1	0.12	0.13	0.24	1.1
100kcal		76	15	7	79	2	0	26	7	21	61	0.6	0.1	0.16	0.17	0.32	1.5
200kcal		152	30	14	158	3	0	52	14	41	122	1.2	0.2	0.32	0.33	0.64	3.0
300kcal		228	45	21	237	5	0	78	21	62	182	1.8	0.2	0.48	0.50	0.96	4.6
400kcal		304	60	28	316	6	0	103	27	82	243	2.4	0.3	0.64	0.67	1.28	6.1
500kcal		380	75	35	395	8	0	129	34	103	304	3.0	0.4	0.80	0.84	1.60	7.6

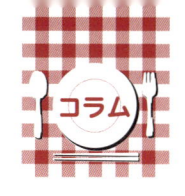

コラム ごはん中茶碗1/2杯（100kcal）を消費する運動時間の目安

＊「健康づくりのための運動指針2006」（厚生労働省）によれば，1日に200〜300kcal消費する運動を継続して行うのが望ましいとされています。

生活活動の動作	100kcal消費する時間	
	男（分）	女（分）
本などを読む 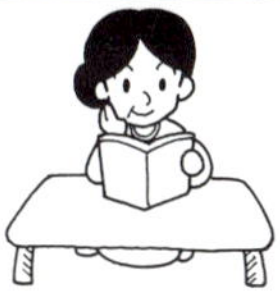	96	122
自動車の運転 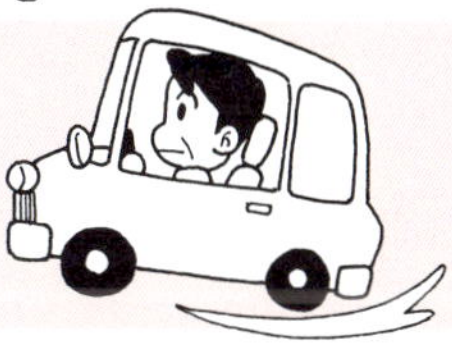	64	82
買い物や散歩などでゆっくり歩く 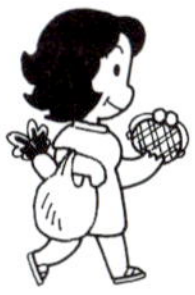	44	56
家庭菜園、草むしり 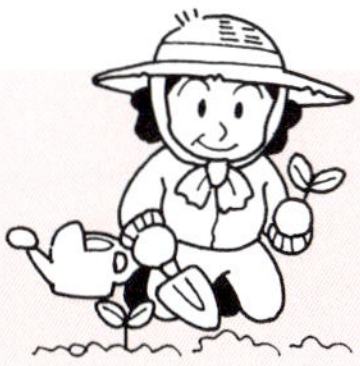	32	41
自転車（普通の速さ） 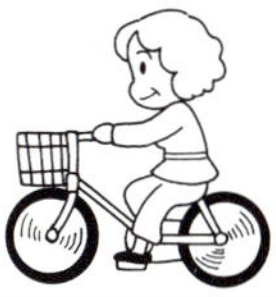	27	34
キャッチボール 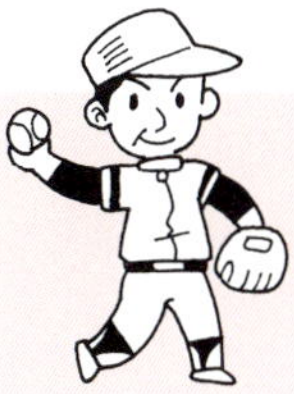	24	31
ゴルフ（丘陵） 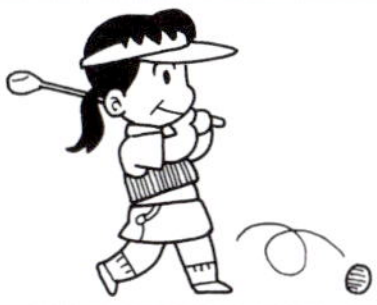	16	20
ジョギング（120m／分） 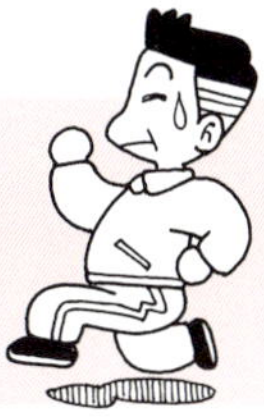	14	17
水泳（クロール） 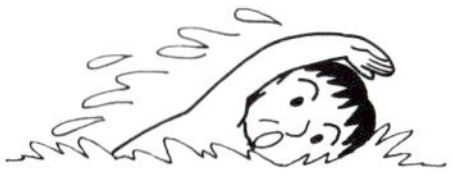	5	6

2. 副菜類

食品名	重量	100kcal当たり PFCエネルギー比		
		たんぱく質	脂質	炭水化物
（●印は緑黄色野菜）	g	kcal		
アーティチョーク　ゆで	225	12	2	87
●あさつき　葉　ゆで	258	26	6	67
●あしたば　ゆで	318	22	3	75
●アスパラ　ゆで	424	27	4	70
水煮缶詰	454	27	4	70
●さやいんげん　若ざや　生	427	19	4	78
うど　生	551	11	5	85
やまうど　生	530	14	4	81
えだまめ　ゆで	75	34	39	27
●エンダイブ　生	669	20	11	69
●トウミョウ　生	320	37	13	49
●さやえんどう　若ざや　ゆで	290	23	5	72
●スナップえんどう　若ざや　生	231	16	2	82
グリンピース　ゆで	91	30	2	68
水煮缶詰	102	15	3	82
●おおさかしろな　ゆで	572	22	14	63
●おかひじき　ゆで	577	17	5	78
●オクラ　生	329	17	6	78
●　　　　ゆで	302	15	3	82
●かぶ　葉　ゆで	451	25	4	71
根　皮つき　ゆで	480	9	4	87
皮むき　ゆで	461	8	4	88
●日本かぼちゃ　ゆで	167	9	1	90
●西洋かぼちゃ　ゆで	108	5	3	93
●　　　　　冷凍	120	7	3	90
そうめんかぼちゃ　生	411	7	3	90
●からしな　生	390	31	3	65
カリフラワー　ゆで	390	26	3	71
かんぴょう　ゆで	362	7	0	93
きく　ゆで	439	11	0	89

野菜類

100kcal当たり													
無機質							ビタミン		脂肪酸			
ナトリウム	食塩相当量	カリウム	カルシウム	マグネシウム	リン	鉄	B_1	B_2	飽和	n-3系不飽和	n-6系不飽和	食物繊維
mg	g	mg					mg		g			g
27	0	854	106	103	124	1.6	0.16	0.18	-	-	-	19.4
10	0	850	54	44	219	1.8	0.44	0.39	0.09	0.12	0.07	8.8
137	0.3	1239	184	64	162	1.6	0.22	0.51	0.04	0.05	0.03	16.8
8	0	1102	80	51	258	2.5	0.59	0.59	0.05	0.07	0.04	8.9
1588	4.1	771	95	32	186	4.1	0.32	0.27	0.05	0.07	0.04	7.7
4	0	1109	205	98	175	3.0	0.26	0.47	0.06	0.02	0.13	11.1
0	0	1213	39	50	138	1.1	0.11	0.06	0.06	0.08	0.05	7.7
5	0	1431	58	69	164	1.6	0.16	0.11	0.06	0.08	0.05	9.5
1	0	366	57	54	127	1.9	0.18	0.10	0.64	0.40	1.70	3.5
234	0.7	1805	341	127	201	4.0	0.40	0.53	0.15	0.21	0.12	14.7
10	0	672	58	58	182	3.2	0.77	0.96	0.22	0.07	0.48	9.9
3	0	464	104	67	177	2.3	0.41	0.29	0.08	0.03	0.18	9.0
2	0	370	74	49	143	1.4	0.30	0.21	0.03	0.01	0.07	5.8
3	0	309	29	35	73	2.0	0.26	0.13	0.02	0.01	0.03	7.8
337	0.8	38	34	18	84	1.8	0.04	0.04	0.12	0.03	0.18	7.0
114	0.6	1373	801	86	263	5.7	0.17	0.51	0.19	0.26	0.15	12.6
381	1.2	2943	866	277	196	5.2	0.23	0.58	0.06	0.09	0.05	15.6
13	0	856	303	168	191	1.6	0.30	0.30	0.11	0.05	0.09	16.5
12	0	846	272	154	169	1.5	0.27	0.27	0.05	0.02	0.04	15.7
194	0.5	812	858	63	212	6.8	0.09	0.23	0.05	0.07	0.04	16.7
29	0	1488	134	48	154	1.4	0.14	0.14	0.05	0.02	0.10	8.6
18	0	1152	129	41	120	0.9	0.14	0.14	0.05	0.02	0.09	7.8
2	0	804	40	25	84	1.0	0.13	0.12	0.02	0.03	0.02	6.0
1	0	463	15	26	46	0.5	0.08	0.09	0.04	0.02	0.04	4.4
4	0	517	30	31	55	0.6	0.07	0.11	0.15	0.09	0.15	5.0
4	0	1069	111	66	144	1.2	0.21	0.04	0.07	0.03	0.05	6.2
234	0.8	2415	545	82	281	8.6	0.47	1.05	0.04	0.06	0.04	14.4
31	0	858	90	51	144	2.7	0.20	0.20	-	-	-	12.5
4	0	362	123	36	58	1.1	0	0	-	-	-	19.2
4	0	614	70	39	88	2.2	0.26	0.31	-	-	-	12.7

2. 副菜類

食品名	重量	100kcal当たり PFCエネルギー比		
（●印は緑黄色野菜）	g	たんぱく質	脂質	炭水化物
		kcal		
キャベツ　生	427	14	7	79
ゆで	493	11	8	81
グリーンボール　生	510	17	4	78
レッドキャベツ　生	337	16	3	81
●きゅうり　生	715	17	6	77
●きょうな　ゆで	445	22	4	75
●キンサイ　ゆで	540	14	18	67
●クレソン　茎葉　生	672	34	6	60
くわい　ゆで	78	13	1	86
コールラビ　ゆで	476	12	0	88
●こごみ　若芽　生	358	26	6	68
ごぼう　生	154	8	1	91
ゆで	171	7	3	90
●こまつな　生	719	26	12	62
●　　　　ゆで	647	25	5	69
●さんとうさい　生	727	18	12	70
●　　　　　ゆで	614	21	15	64
●ししとうがらし　生	364	17	9	74
●しそ　葉　生	269	26	2	72
●じゅうろくささげ　ゆで	336	23	3	74
●しゅんぎく　ゆで	373	25	16	60
じゅんさい　水煮瓶詰	2200	21	0	79
しょうが　生	329	8	8	83
しろうり　生	675	15	6	80
なまずいき　ゆで	830	8	0	92
●すぐきな　生	391	18	7	75
●ズッキーニ　果実　生	714	23	6	71
●せり　ゆで	553	28	5	67
セロリー　葉柄　生	680	17	6	78
ぜんまい　ゆで	484	13	16	71

野菜類

100kcal当たり												
無機質							ビタミン		脂肪酸			
ナトリウム	食塩相当量	カリウム	カルシウム	マグネシウム	リン	鉄	B_1	B_2	飽和	n-3系不飽和	n-6系不飽和	食物繊維
mg	g	mg					mg		g			g
21	0	854	184	60	115	1.3	0.17	0.13	0.09	0.04	0.04	7.7
15	0	453	197	44	99	1.0	0.10	0.05	0.10	0.05	0.05	9.9
20	0	1377	296	87	209	2.0	0.26	0.20	0.06	0.08	0.05	8.2
13	0	1046	135	44	145	1.7	0.24	0.10	0.03	0.03	0.03	9.4
7	0	1430	186	107	257	2.1	0.21	0.21	0.07	0.07	0	7.9
124	0.4	1645	889	111	284	8.9	0.18	0.36	0.05	0.07	0.04	16.0
146	0.5	1727	756	130	302	2.7	0.16	0.32	0.24	0.33	0.19	15.7
155	0.7	2217	739	87	383	7.4	0.67	1.34	0.07	0.10	0.06	16.8
2	0	431	4	25	110	0.6	0.08	0.05	0.01	0	0.02	2.2
33	0	1000	129	67	133	1.0	0.14	0.24	0	0	0	10.9
4	0	1254	93	111	247	2.1	0	0.43	-	-	-	18.6
28	0	492	71	83	95	1.1	0.08	0.06	0.02	0.01	0.03	8.8
19	0	359	82	68	79	1.2	0.05	0.03	0.03	0.02	0.07	10.4
108	0	3597	1223	86	324	20.1	0.65	0.94	0.14	0.43	0.07	13.7
91	0	906	971	91	298	13.6	0.26	0.39	0.06	0.19	0	15.5
65	0	2618	1018	102	196	5.1	0.22	0.51	0.16	0.22	0.13	16.0
55	0	1474	799	80	184	3.7	0.12	0.31	0.21	0.28	0.17	15.4
4	0	1237	40	76	124	1.8	0.25	0.25	0.17	0.08	0.15	13.1
3	0	1347	619	189	189	4.6	0.35	0.92	0.03	0.04	0.02	19.6
3	0	906	117	107	191	1.7	0.30	0.27	0.05	0.02	0.10	15.1
156	0.4	1006	447	89	164	4.5	0.19	0.30	0.15	0.45	0.19	13.8
44	0	44	88	44	110	0	0	0.44	-	-	-	22.0
20	0	889	40	89	82	1.6	0.10	0.07	0.10	0.05	0.20	6.9
7	0	1485	236	81	135	1.4	0.20	0.20	0.11	0.05	0.09	8.1
8	0	631	789	58	75	0.8	0	0	0	0	0	17.4
125	0.4	2657	586	70	227	10.2	0.31	0.51	0.09	0.12	0.07	15.6
7	0	2285	171	179	264	3.6	0.36	0.36	0.11	0.05	0.10	9.3
44	0	1050	210	105	221	7.2	0.11	0.33	0.06	0.08	0.05	15.5
190	0.7	2789	265	61	265	1.4	0.20	0.20	0.14	0	0.20	10.2
10	0	184	92	44	97	1.5	0.05	0.24	-	-	-	16.9

	食品名（●印は緑黄色野菜）	100kcal当たり			
		重量	PFCエネルギー比		
			たんぱく質	脂質	炭水化物
		g	kcal		
野菜類	干しぜんまい　ゆで	342	14	3	83
	そらまめ　ゆで	89	37	2	61
	●タアサイ　ゆで	796	21	13	65
	●かいわれだいこん　生	474	24	20	56
	●葉だいこん　生	545	27	9	64
	●だいこん　葉　生	398	21	3	75
	●　ゆで	392	21	3	76
	根　皮つき　生	556	8	5	88
	ゆで	544	6	0	94
	切干しだいこん	36	6	1	93
	●つまみな　生	500	23	13	64
	●たいさい　生	644	14	5	80
	●たかな　生	475	21	8	71
	たけのこ　生	387	34	6	59
	ゆで	335	29	6	66
	水煮缶詰	444	29	7	63
	たまねぎ　生	267	7	2	90
	水さらし	386	6	3	90
	ゆで	322	7	3	90
	赤たまねぎ　生	264	7	2	91
	●たらのめ　生	367	38	6	56
	●　ゆで	384	37	6	56
	チコリー　生	611	15	0	85
	●チンゲンサイ　生	1059	16	9	76
	●　ゆで	862	19	7	74
	●つくし　生	261	22	2	76
	●　ゆで	303	25	3	72
	●つるな　生	657	29	5	66
	●つるむらさき　生	790	13	13	73
	●　ゆで	654	14	11	75

＊コレステロールを

100kcal当たり												
無機質							ビタミン		脂肪酸			
ナトリウム	食塩相当量	カリウム	カルシウム	マグネシウム	リン	鉄	B_1	B_2	飽和	n-3系不飽和	n-6系不飽和	*コレステロール 食物繊維
mg	g	mg					mg		g			mg/g
7	0	65	68	31	55	1.4	0	0.03	-	-	-	17.8
4	0	347	20	34	204	1.9	0.20	0.16	0.03	0	0.04	3.6
183	0.8	2546	875	143	342	4.8	0.16	0.24	0.18	0.24	0.14	16.7
24	0	469	256	156	289	2.4	0.38	0.62	0.26	0.36	0.21	9.0
224	0.5	1854	927	136	235	7.6	0.38	0.82	0.12	0.17	0.10	14.2
191	0.4	1592	1035	88	207	12.3	0.36	0.64	0.04	0.08	0	15.9
110	0.4	706	863	86	243	8.6	0.04	0.24	0.04	0.08	0	14.1
106	0	1280	134	56	100	1.1	0.11	0.06	0.06	0.11	0.06	7.8
76	0	1142	130	49	98	1.1	0.11	0.05	0.69	1.00	0.30	8.7
97	0.3	1146	193	61	75	3.5	0.12	0.07	0.02	0.01	0.04	7.5
110	0.5	2250	1050	150	275	16.5	0.30	0.70	0.15	0.30	0.05	11.5
245	0.6	2190	509	142	316	7.1	0.45	0.45	0.07	0.10	0.06	10.3
204	0.5	1425	413	76	166	8.1	0.28	0.47	0.11	0.15	0.09	11.9
0	0	2015	62	50	240	1.5	0.19	0.43	0.08	0.04	0.15	10.8
3	0	1575	57	37	201	1.3	0.13	0.30	0.07	0.03	0.13	11.1
13	0	342	84	18	169	1.3	0.04	0.18	0.09	0.04	0.18	10.2
5	0	401	56	24	88	0.5	0.08	0.03	0.03	0	0.05	3
15	0	339	69	27	77	0.8	0.12	0.04	0.04	0	0.08	5.8
10	0	354	58	23	80	0.6	0.10	0.03	0.03	0	0.06	5.5
5	0	396	50	24	90	0.8	0.08	0.05	0.03	0.01	0.05	4.5
4	0	1687	59	121	440	3.3	0.55	0.73	-	-	-	15.4
4	0	997	73	107	353	3.5	0.27	0.42	-	-	-	13.8
18	0	1039	147	55	153	1.2	0.37	0.12	0	0	0	6.7
339	1.1	2754	1059	169	286	11.7	0.32	0.74	0.12	0.16	0.10	12.7
241	0.9	2155	1034	147	233	6.0	0.26	0.43	0.10	0.13	0.08	12.9
16	0	1671	131	86	245	5.5	0.18	0.37	-	-	-	21.1
12	0	1029	175	79	248	3.3	0	0.30	-	-	-	20.3
33	0	1970	315	230	493	19.7	0.53	1.97	-	-	-	15.1
71	0	1658	1184	529	221	3.9	0.24	0.55	0.18	0.24	0.14	17.4
46	0	981	1177	268	157	2.6	0.13	0.33	0.15	0.20	0.12	20.3

含む食品については黒字でその値（mg）を，コレステロールを含まず食物繊維を含む食品についてはその値（g）を赤字で示した。

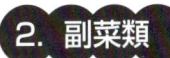

2. 副菜類

食品名 (●印は緑黄色野菜)	重量 (g)	100kcal当たり PFCエネルギー比		
		たんぱく質	脂質	炭水化物
		kcal		
つわぶき　生	477	5	0	95
ゆで	608	4	0	96
●とうがらし　葉・果実　生	287	24	2	74
●　　　　　　果実　生	104	10	30	61
●　　　　　　果実　乾	29	10	29	60
とうがん　生	640	8	5	87
ゆで	645	9	5	85
スイートコーン　生	109	11	16	74
ゆで	101	10	14	76
ヤングコーン　生	348	20	6	75
●トマト　生	517	9	4	87
●ミニトマト　生	342	9	3	88
トレビス　葉　生	547	15	9	76
とんぶり　ゆで	111	16	32	51
●ながさきはくさい　葉　生	752	24	6	70
●　　　　　　　　　　ゆで	545	29	5	66
なす　生	460	12	4	84
ゆで	517	13	4	83
べいなす　生	446	12	4	84
●なずな　葉　生	275	29	2	69
●和種なばな　生	302	32	5	63
●　　　　　　ゆで	362	41	3	56
●洋種なばな　生	288	29	10	62
●　　　　　　ゆで	322	28	11	61
にがうり　生	581	14	5	81
●にら　生	478	20	12	68
●　　ゆで	324	21	14	66
●花にら	365	17	6	77
黄にら	564	29	5	66
葉にんじん	569	15	10	75

＊コレステロールを

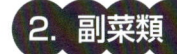

100kcal当たり												
無機質							ビタミン		脂肪酸			
ナトリウム	食塩相当量	カリウム	カルシウム	マグネシウム	リン	鉄	B_1	B_2	飽和	n-3系不飽和	n-6系不飽和	コレステロール *食物繊維
mg	g	mg					mg		g			mg/g
477	1.4	1955	181	72	52	1.0	0.05	0.19	0	0	0	11.9
255	0.6	973	189	49	201	0.6	0.06	0.18	0	0	0	14.0
9	0	1866	1407	227	187	6.3	0.23	0.80	0.05	0.02	0.04	16.4
6	0	790	21	44	74	2.1	0.15	0.37	0.57	0.26	0.47	10.7
5	0	812	21	55	75	2.0	0.15	0.41	0.56	0.26	0.47	13.5
6	0	1280	122	45	115	1.3	0.06	0.06	0.10	0.05	0.09	8.3
6	0	1289	142	45	123	1.9	0.06	0.06	0.10	0.05	0.09	9.7
0	0	316	3	40	109	0.9	0.16	0.11	0.28	0.02	0.58	3.3
0	0	294	5	38	101	0.8	0.12	0.10	0.26	0.02	0.54	3.1
0	0	801	66	87	219	1.4	0.31	0.38	0.09	0.03	0.21	9.4
16	0	1087	36	47	135	1.0	0.26	0.10	0.10	0	0.10	5.2
14	0	992	41	44	99	1.4	0.24	0.17	0.07	0	0.07	4.8
60	0	1586	115	60	186	1.6	0.22	0.22	0.11	0.11	0.16	10.9
6	0	211	17	82	188	3.1	0.12	0.19	0.40	0.17	1.66	7.9
158	0.8	2257	1053	203	278	17.3	0.38	0.98	0.08	0.12	0.07	16.5
65	0	654	654	131	262	8.7	0.11	0.38	0.06	0.08	0.05	13.1
0	0	1013	83	78	138	1.4	0.23	0.23	0.14	0	0	5
5	0	931	103	83	140	1.6	0.21	0.21	0.16	0	0	10.9
4	0	980	45	62	116	1.8	0.18	0.18	0.13	0	0	10.7
8	0	1211	798	94	253	6.6	0.41	0.74	0.03	0.04	0.02	14.9
48	0	1178	483	88	260	8.8	0.48	0.85	0.07	0.09	0.05	12.7
25	0	615	506	69	311	6.1	0.25	0.51	0.04	0.06	0.03	15.6
35	0	1179	279	81	224	2.6	0.32	0.69	-	-	-	10.7
32	0	676	306	61	229	2.3	0.19	0.42	-	-	-	13.2
6	0	1512	81	81	180	2.3	0.29	0.41	0.09	0.04	0.08	15.1
5	0	2436	229	86	148	3.3	0.29	0.62	0.16	0.22	0.13	12.9
3	0	1295	165	65	84	2.3	0.13	0.39	0.18	0.25	0.15	13.9
4	0	913	80	55	150	1.8	0.26	0.29	0.08	0.11	0.07	10.2
0	0	1015	85	62	197	3.9	0.28	0.45	0.06	0.09	0.05	11.3
176	0.6	2903	524	154	296	5.1	0.34	0.68	0.13	0.17	0.10	15.4

含む食品については黒字でその値（mg）を，コレステロールを含まず食物繊維を含む食品についてはその値（g）を赤字で示した。

2. 副菜類

食品名（●印は緑黄色野菜）	重量 (g)	100kcal当たり PFCエネルギー比 たんぱく質 (kcal)	脂質 (kcal)	炭水化物 (kcal)
野菜類				
●にんじん　皮つき　生	267	4	2	93
●　ゆで	281	4	2	94
●　皮むき　生	270	5	2	93
●　ゆで	254	4	2	94
●　冷凍	283	6	5	89
●にんじんジュース　缶詰	354	6	3	91
●きんときにんじん　皮つき　生	230	11	4	85
●　ゆで	236	12	4	84
●　皮むき　生	223	11	6	83
●　ゆで	220	12	7	81
●ミニキャロット　生	308	6	5	89
にんにく　生	75	12	8	79
●茎にんにく　生	222	10	6	84
ゆで	227	9	4	87
根深ねぎ　生	360	4	3	93
●葉ねぎ　生	321	12	8	80
●こねぎ　生	375	18	9	72
●のざわな　生	644	14	5	80
●のびる　生	154	12	3	85
はくさい　生	704	14	6	80
ゆで	747	16	6	77
●パクチョイ　生	657	26	11	63
●バジル　生	414	20	21	59
●パセリ　生	226	20	13	66
はつかだいこん　生	668	15	6	80
はやとうり　生　白色種	505	7	4	88
緑色種	505	7	4	88
ビート　生	244	11	2	87
ゆで	226	9	2	89
●青ピーマン　生	453	10	8	82

＊コレステロールを

100kcal当たり													
無機質							ビタミン		脂肪酸			
ナトリウム	食塩相当量	カリウム	カルシウム	マグネシウム	リン	鉄	B1	B2	飽和	n-3系不飽和	n-6系不飽和	コレステロール *食物繊維
mg	g	mg					mg		g			mg/g
64	0.3	748	75	27	67	0.5	0.13	0.11	0.03	0	0.08	7.2
56	0.3	730	87	31	76	0.6	0.11	0.08	0.03	0	0.08	8.1
67	0.3	728	73	24	65	0.5	0.11	0.11	0.27	0.10	0.79	6.8
53	0.3	610	76	23	64	0.5	0.08	0.10	0.26	0.09	0.74	7.6
181	0.6	480	85	23	99	0.8	0.11	0.08	0.28	0.10	0.82	8.2
67	0	992	35	25	71	0.7	0.11	0.14	0.36	0.13	1.03	0.7
25	0	1240	85	25	147	0.9	0.16	0.11	0.02	0	0.07	9.0
24	0	1112	92	24	156	1.2	0.17	0.12	0.05	0.02	0.12	10.1
27	0	1162	76	22	150	0.9	0.16	0.11	0.04	0.02	0.11	8.0
20	0	1055	84	20	158	0.9	0.13	0.13	0.04	0.02	0.15	9.0
46	0	1049	93	25	68	0.9	0.12	0.09	0.06	0.03	0.12	8.3
7	0	397	10	19	112	0.6	0.14	0.05	0.13	0.03	0.28	4.3
20	0	356	100	33	73	1.1	0.24	0.22	0.07	0.03	0.13	8.4
14	0	363	91	34	75	1.1	0.23	0.16	0.05	0.02	0.09	8.6
0	0	648	112	40	94	0.7	0.14	0.14	0.04	0.06	0.03	7
0	0	706	173	58	99	2.2	0.16	0.29	0.13	0.13	0.13	9.3
4	0	1200	375	64	135	3.7	0.30	0.52	0.13	0.17	0.10	9.4
155	0.6	2512	837	122	258	3.9	0.39	0.64	0.07	0.10	0.06	12.6
3	0	910	154	32	148	4.0	0.12	0.34	0.03	0.05	0.03	10.6
42	0	1548	303	70	232	2.1	0.21	0.21	0.07	0.14	0	9.1
37	0	1195	321	67	247	2.2	0.07	0.07	0.07	0.15	0	10.5
79	0	2957	657	177	256	5.3	0.46	0.79	0.15	0.20	0.12	11.8
4	0	1737	992	285	170	6.2	0.33	0.79	0.28	0.38	0.22	16.5
20	0	2264	657	95	138	17.0	0.27	0.54	0.18	0.24	0.14	15.4
53	0	1470	140	74	307	2.0	0.13	0.13	0.07	0.03	0.13	8.0
0	0	859	61	51	106	1.5	0.10	0.15	0.08	0.04	0.07	6.1
0	0	859	61	51	106	1.5	0.10	0.15	0.08	0.04	0.07	6.1
73	0.2	1122	29	44	56	1.0	0.12	0.12	0.02	0.01	0.05	6.6
86	0.2	951	34	50	66	0.9	0.09	0.09	0.02	0.01	0.05	6.6
5	0	861	50	50	100	1.8	0.14	0.14	0.09	0.05	0.14	10.4

含む食品については黒字でその値 (mg) を，コレステロールを含まず食物繊維を含む食品についてはその値 (g) を赤字で示した。

2. 副菜類

（●印は緑黄色野菜）

食品名	重量	100kcal当たり PFCエネルギー比		
		たんぱく質	脂質	炭水化物
	g	kcal		
●赤ピーマン　生	335	8	6	86
黄ピーマン　生	368	7	6	87
●トマピー　生	324	8	5	87
●ひのな　生	520	13	0	87
●ひろしまな　生	492	18	8	74
ふき　ゆで	1331	10	0	90
●ふきのとう　ゆで	313	19	3	78
●ブロッコリー　ゆで	367	31	12	56
へちま　ゆで	557	22	5	74
●ほうれんそう　生　年間平均値	505	27	17	56
●　　　　　　　ゆで　年間平均値	403	26	17	58
●　　　　　　　冷凍	481	39	8	53
●みずかけな　生	405	29	3	68
●切りみつば　生	570	14	5	81
●　　　　　　ゆで	675	15	6	80
●根みつば　ゆで	491	28	4	68
●糸みつば　ゆで	589	16	0	84
みょうが　生	812	18	7	75
みょうがたけ　生	1395	14	12	75
めキャベツ　ゆで	205	27	2	72
だいずもやし　ゆで	293	34	40	26
ブラックマッペ　もやし　ゆで	781	25	0	75
りょくとうもやし　ゆで	825	32	0	68
●モロヘイヤ　ゆで	401	29	13	57
ゆりね　ゆで	79	8	1	92
●よめな　葉　生	219	18	4	78
よもぎ　ゆで	239	28	2	70
エシャロット　生	131	8	2	89
リーキ　ゆで	354	11	3	86
レタス　生	813	12	7	81

野菜類

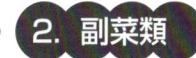

100kcal当たり												
無機質							ビタミン		脂肪酸			食物繊維
ナトリウム	食塩相当量	カリウム	カルシウム	マグネシウム	リン	鉄	B_1	B_2	飽和	n-3系不飽和	n-6系不飽和	
mg	g	mg					mg		g			g
0	0	704	23	34	74	1.3	0.20	0.47	0.11	0.05	0.09	5.4
0	0	736	29	37	77	1.1	0.15	0.11	0.12	0.05	0.10	4.8
0	0	680	26	26	94	1.3	0.16	0.29	0.10	0.05	0.09	5.2
52	0	2498	676	109	265	4.2	0.26	0.68	0	0	0	15.6
138	0.5	2706	984	157	271	3.9	0.30	0.74	0.11	0.15	0.09	11.8
293	1.3	3061	452	67	200	1.3	0	0.13	0	0	0	14.6
9	0	1378	144	103	169	2.2	0.19	0.25	-	-	-	13.2
51	0	661	121	62	242	2.6	0.22	0.33	-	-	-	13.6
6	0	780	134	72	189	3.9	0.17	0.33	0.09	0.04	0.07	8.4
81	0	3488	248	349	238	10.1	0.56	1.01	0.20	0.61	0.20	14.1
40	0	1975	278	161	173	3.6	0.20	0.44	0.20	0.60	0.16	14.5
577	1.4	1154	625	250	250	8.2	0.29	0.72	0.10	0.29	0.10	14.9
28	0	1620	445	93	259	4.0	0.45	0.93	0.05	0.06	0.04	11.3
46	0	3645	142	97	285	1.7	0.17	0.51	0.06	0.09	0.05	14.3
27	0	1958	162	88	209	1.4	0.14	0.27	0.08	0.10	0.06	18.2
20	0	1325	314	88	265	5.9	0.15	0.25	0.05	0.08	0.04	16.2
18	0	2122	330	106	230	3.5	0.12	0.47	0	0	0	17.7
8	0	1705	203	244	97	4.1	0.41	0.41	-	-	-	17.1
0	0	4883	153	98	251	4.2	0.28	0.28	-	-	-	15.3
10	0	985	74	45	154	2.1	0.27	0.33	0.02	0.03	0.02	10.7
3	0	147	70	56	126	1.2	0.12	0.12	0.62	0.41	1.99	6.4
16	0	94	187	78	133	3.1	0.16	0.16	0	0	0	12.5
17	0	198	149	58	198	5.0	0.25	0.33	0	0	0	12.4
16	0	641	681	104	212	2.4	0.24	0.52	0.18	0.25	0.14	14.0
1	0	548	8	19	52	0.7	0.06	0.06	0.01	0	0.02	4.7
4	0	1752	241	92	195	8.1	0.50	0.70	0.05	0.07	0.04	17.1
7	0	598	335	57	210	7.2	0.19	0.22	0.03	0.04	0.02	18.6
3	0	379	26	18	62	1.0	0.04	0.07	0.03	0.01	0.05	14.9
7	0	636	92	32	92	2.1	0.18	0.25	0.04	0.05	0.03	9.2
16	0	1626	155	65	179	2.4	0.41	0.24	0.08	0.08	0.08	8.9

2. 副菜類

	食品名（●印は緑黄色野菜）	重量 g	100kcal当たり PFCエネルギー比		
			たんぱく質	脂質	炭水化物
			kcal		
野菜類	サラダな　生	731	30	12	57
	リーフレタス　生	624	21	5	73
	サニーレタス　生	624	18	10	71
	コスレタス　生	597	17	10	73
	れんこん　ゆで	151	5	1	93
	わけぎ　ゆで	342	16	0	84
	生わらび　ゆで	658	24	6	70
塩分に注意（野菜漬物類）	うめ　塩漬	420	10	14	76
	梅漬　調味漬	190	11	9	80
	梅干し　塩漬	303	9	5	86
	調味漬	104	6	6	88
	梅びしお	50	1	2	96
	●おおさかしろな　塩漬	460	15	12	74
	●かぶ　塩漬　葉	348	20	6	75
	根　皮むき	474	11	4	85
	●　　ぬかみそ漬　葉	292	24	2	74
	皮むき	320	12	3	85
	●からしな　塩漬	275	27	2	71
	●きゅうり　塩漬	607	15	5	80
	●　　　しょうゆ漬	201	16	7	78
	●　　　ぬかみそ漬	376	14	3	83
	ピクルス　スイート型	149	1	1	98
	サワー型	810	28	0	72
	●きょうな　塩漬	373	18	3	79
	ザーサイ　漬物	428	26	4	70
	●さんとうさい　塩漬	489	18	12	70
	しょうが　酢漬	519	3	17	80
	甘酢漬	196	1	5	94
	しろうり　塩漬	607	15	5	80
	奈良漬	64	7	1	92

2. 副菜類

					100kcal当たり							
		無機質					ビタミン		脂肪酸			
ナトリウム	食塩相当量	カリウム	カルシウム	マグネシウム	リン	鉄	B_1	B_2	飽和	n-3系不飽和	n-6系不飽和	食物繊維
mg	g	mg					mg		g			g
44	0	2998	409	102	358	17.5	0.44	0.95	0.07	0.37	0.15	13.2
37	0	3056	362	94	256	6.2	0.62	0.62	0.07	0.10	0.06	11.9
25	0	2558	412	94	193	11.2	0.62	0.62	0.14	0.19	0.11	12.5
96	0	1493	173	72	233	3.0	0.36	0.36	0.12	0.12	0.06	11.3
23	0	362	30	20	118	0.6	0.09	0	0.02	0	0.03	3.5
3	0	649	174	79	85	1.4	0.17	0.27	0	0	0	10.6
20	0	66	204	66	158	3.9	0	0.33	-	-	-	19.7
31946	81.1	631	198	135	63	12.2	0.08	0.17	0.22	0.15	0.19	11.3
5143	13.1	190	166	50	32	2.3	0.06	0.06	0.12	0.09	0.11	6.5
26325	66.9	1331	197	103	64	3.0	0.06	0.03	0.08	0.06	0.07	10.9
3132	7.9	136	26	16	16	2.5	0.01	0.01	0.08	0.06	0.07	2.6
1552	4.0	95	14	6	10	3.5	0.02	0.02	0.03	0.02	0.03	0.7
2851	7.4	1747	598	97	239	3.2	0.28	0.69	0.15	0.21	0.12	14.3
3170	8.0	1010	836	111	160	9.1	0.24	0.66	0.08	0.11	0.06	12.5
8053	20.4	1895	156	66	180	1.4	0.19	0.14	0.05	0.02	0.09	9.5
4381	11.1	1577	818	190	237	6.4	0.91	0.70	0.03	0.04	0.03	11.7
8647	22.1	2370	83	218	243	1.0	1.44	0.16	0.03	0.02	0.06	5.8
2672	6.9	1460	413	63	196	5.0	0.22	0.77	0.03	0.04	0.02	13.8
6066	15.2	1334	158	91	230	1.2	0.12	0.18	0.71	0.50	0.24	7.9
3219	8.2	159	78	42	58	2.6	0.06	0.04	0.24	0.17	0.08	6.8
7886	19.9	2291	83	180	330	1.1	0.98	0.19	0.04	0.04	0	5.6
658	1.6	27	37	9	24	0.4	0	0.01	0.17	0.12	0.06	2.5
8103	20.3	89	186	194	41	9.7	0.16	0.49	0.95	0.67	0.32	11.3
3361	8.6	1680	747	112	224	4.9	0.26	0.56	0.04	0.06	0.03	13.1
23117	58.6	2911	599	81	287	12.4	0.17	0.30	0.05	0.07	0.04	19.7
4450	11.2	2054	929	83	171	2.9	0.20	0.59	0.16	0.23	0.13	14.7
14535	36.9	109	348	42	21	4.7	0	0	0.21	0.10	0.41	12.5
2350	5.9	53	70	14	8	1.0	0	0	0.06	0.03	0.12	3.9
4792	12.1	1334	158	79	146	1.2	0.18	0.18	0.10	0.05	0.08	13.4
1080	2.7	64	11	8	46	0.4	0.01	0.07	0.01	0	0.01	1.5

2. 副菜類

食品名	重量	100kcal当たり PFCエネルギー比		
		たんぱく質	脂質	炭水化物
(●印は緑黄色野菜)	g	kcal		
●すぐき漬	294	19	17	64
だいこん　ぬかみそ漬	331	12	3	85
塩押しだいこん漬	156	5	4	91
干しだいこん漬	367	19	3	78
守口漬	54	8	1	91
べったら漬	175	4	1	94
みそ漬	129	16	3	81
福神漬	73	6	1	94
●たいさい　塩漬	498	19	4	76
●たかな漬	299	20	5	75
しなちく　塩抜き	513	13	21	66
●トマト　缶詰　ジュース　食塩添加品	594	10	5	85
●　　　　缶詰　ホール　食塩添加品	511	11	9	80
●　　　　ミックスジュース　食塩添加品	595	9	0	91
なす　塩漬	438	15	4	81
ぬかみそ漬	374	15	3	81
こうじ漬	126	17	1	82
からし漬	85	5	1	93
しば漬	332	11	6	83
●のざわな　塩漬	543	16	5	80
●　　　　　調味漬	427	18	0	82
はくさい　塩漬	610	21	5	74
キムチ	220	25	6	69
はやとうり　塩漬	582	9	0	91
やまごぼう　みそ漬	139	16	1	83
●ひのな　甘酢漬	144	5	6	89
●ひろしまな　塩漬	610	18	10	72
●みずかけな　塩漬	310	37	0	63
らっきょう　甘酢漬	87	2	1	97
わさび漬	69	20	3	77

塩分に注意（野菜漬物類）

100kcal当たり												
無機質							ビタミン		脂肪酸			食物繊維
ナトリウム	食塩相当量	カリウム	カルシウム	マグネシウム	リン	鉄	B_1	B_2	飽和	n-3系不飽和	n-6系不飽和	
mg	g	mg					mg		g			g
2560	6.5	1148	383	74	224	2.6	0.35	0.32	0.23	0.32	0.19	15.3
4970	12.6	1591	146	133	146	1.0	1.09	0.13	0.42	0.61	0.19	6.0
2647	6.7	218	40	33	72	0.6	0.33	0.02	0.20	0.29	0.09	5.5
3561	9.2	1836	279	294	551	3.7	0.77	0.11	0.47	0.68	0.21	13.6
751	1.9	54	14	5	39	0.4	0.03	0.09	0.07	0.10	0.03	1.8
2102	5.3	315	35	14	75	0.7	0.05	0.04	0.22	0.32	0.10	3.2
5669	14.4	361	67	28	99	2.2	0.08	0.10	0.16	0.24	0.07	4.3
1468	3.7	73	26	10	21	1.0	0.01	0.07	0.09	0.14	0.04	2.8
3484	9.0	1642	388	109	224	6.5	0.15	0.35	0.06	0.08	0.04	12.5
6866	17.3	1343	448	60	128	6.3	0.21	0.42	0.07	0.09	0.05	15.5
1848	4.6	31	92	15	56	1.0	0	0	0.26	0.13	0.51	18.0
1367	3.6	1545	36	53	107	1.8	0.24	0.24	0.12	0	0.12	4.2
1379	3.6	1226	46	66	133	2.0	0.31	0.15	0.15	0.05	0.26	6.6
1487	3.6	1189	65	77	65	1.8	0.18	0.18	0	0	0	4.2
3857	9.6	1140	79	79	145	2.6	0.13	0.18	1.22	0.04	0.16	11.8
3699	9.3	1607	78	123	164	1.9	0.37	0.15	1.04	0.03	0.14	10.1
3282	8.3	265	82	28	82	1.8	0.04	0.06	0.35	0.01	0.05	5.3
1615	4.1	61	60	31	47	1.3	0.05	0.03	0.24	0.01	0.03	3.6
5319	13.6	166	100	53	90	5.7	0	0.07	0.92	0.03	0.13	14.6
3315	8.2	1630	706	114	212	2.2	0.27	0.60	0.06	0.08	0.05	13.6
4098	10.2	1537	401	90	154	3.0	0.13	0.47	0	0	0	13.2
5491	14.0	1403	287	92	238	2.4	0.24	0.18	0.06	0.12	0.00	11.0
1912	4.8	747	105	37	121	1.3	0.11	0.31	0.21	0.53	0.06	5.9
8153	21.0	641	47	58	82	1.2	0.12	0.23	0	0	0	9.3
3881	9.8	277	32	33	68	1.8	0.03	0.14	0.01	0.01	0.03	9.7
1586	4.0	793	187	32	58	1.3	0.06	0.12	0.08	0.11	0.07	6.8
5127	12.8	732	452	79	104	4.9	0.12	0.43	0.14	0.19	0.11	14.6
3095	7.7	1362	341	80	207	3.1	0.37	1.05	0	0	0	12.4
748	1.9	33	13	3	18	1.0	0.01	0.01	0.02	0.01	0.03	2.7
690	1.7	97	28	11	50	0.6	0.06	0.12	0.03	0.02	0.07	1.9

2. 副菜類

	食品名	100kcal当たり 重量	PFCエネルギー比 たんぱく質	脂質	炭水化物
		g	kcal		
きのこ類	えのきだけ　生	465	25	4	71
	味付け瓶詰	236	17	3	80
	あらげきくらげ　乾	58	5	2	93
	きくらげ　乾	60	9	6	85
	きくらげ　ゆで	800	10	7	83
	しろきくらげ　乾	62	6	2	92
	くろあわびたけ　生	526	39	9	52
	生しいたけ	568	34	10	56
	乾しいたけ　乾	55	21	9	70
	ゆで	238	15	5	79
	はたけしめじ　生	546	34	5	61
	ぶなしめじ　ゆで	477	32	6	62
	ほんしめじ　生	697	29	9	61
	なめこ　生	680	23	6	71
	ゆで	722	23	3	74
	水煮缶詰	1130	23	5	72
	ぬめりすぎたけ　生	685	32	12	56
	うすひらたけ　生	441	54	4	42
	エリンギ　生	412	30	9	61
	ひらたけ　生	491	32	7	61
	ゆで	478	33	4	63
	まいたけ　生	627	46	20	34
	ゆで	588	36	21	42
	乾	55	24	10	66
	マッシュルーム　生	881	51	12	37
	ゆで	629	48	6	47
	水煮缶詰	699	48	6	46
	まつたけ　生	433	17	12	71
	水煮缶詰	690	17	6	77
	やなぎまつたけ　生	755	36	3	60

100kcal当たり												
無機質							ビタミン		脂肪酸			
ナトリウム	食塩相当量	カリウム	カルシウム	マグネシウム	リン	鉄	B1	B2	飽和	n-3系不飽和	n-6系不飽和	食物繊維
mg	g	mg					mg		g			g
9	0	1581	0	70	512	5.1	1.12	0.79	0.09	0.09	0.23	18.1
4014	10.2	756	24	61	354	1.9	0.61	0.40	0.05	0.09	0.19	9.7
27	0.1	368	48	64	64	6.1	0.01	0.26	0.05	0	0.11	46.1
35	0.1	597	185	125	137	21.0	0.11	0.52	0.17	0.01	0.36	34.4
72	0	296	200	216	80	5.6	0.08	0.48	0.24	0	0.48	41.6
17	0.1	864	148	41	161	2.7	0.07	0.43	0.05	0	0.12	42.6
16	0	1579	11	95	526	2.6	1.11	1.16	0.19	0.03	0.62	21.6
11	0	1591	17	80	415	1.7	0.57	1.08	0.23	0	0.80	19.9
3	0	1154	5	60	170	0.9	0.27	0.77	0.20	0	0.73	22.6
5	0	523	7	31	102	0.7	0.14	0.55	0.12	0	0.43	17.9
27	0	1530	5	49	383	3.3	0.66	2.68	0.10	0.02	0.32	19.1
14	0	1623	10	53	525	2.4	0.72	0.57	0.10	0	0.43	22.9
63	0	2091	14	63	523	7.7	0.56	3.48	0.19	0.03	0.62	23.0
20	0	1565	27	68	449	4.8	0.48	0.82	0.14	0	0.48	22.4
22	0	1516	29	65	404	4.3	0.43	0.79	0.07	0	0.22	19.5
90	0	1130	34	56	441	9.0	0.34	0.79	0.11	0	0.34	28.3
7	0	1781	7	62	445	4.1	1.10	2.33	0.25	0.04	0.81	17.1
4	0	969	9	66	485	2.6	1.32	1.81	0.08	0.01	0.26	16.8
8	0	1897	4	62	495	1.2	0.58	1.15	0.21	0	0.70	17.7
10	0	1671	5	74	491	3.4	1.97	1.97	0.10	0	0.39	12.8
10	0	1244	5	48	411	3.3	1.44	1.29	0.10	0	0.24	17.7
6	0	2069	6	75	815	3.1	1.57	3.07	0.44	0	0.82	16.9
6	0	941	29	53	524	2.4	0.71	1.12	0.47	0	0.82	21.2
2	0	1380	1	55	386	1.4	0.68	1.06	0.21	0.01	0.39	22.5
53	0	3084	26	88	881	2.6	0.53	2.56	0.26	0	0.88	17.6
38	0	1950	25	69	623	1.9	0.31	1.76	0.13	0	0.44	20.8
2448	6.3	594	56	35	385	5.6	0.21	1.68	0.14	0	0.49	22.4
9	0	1775	26	35	173	5.6	0.43	0.43	0.24	0.04	0.77	20.4
897	2.1	14	28	14	248	22.8	0.28	2.07	0.13	0.02	0.41	38.0
8	0	2717	0	98	830	3.8	2.04	2.57	0.07	0.01	0.22	22.7

2. 副菜類

	食品名	100kcal当たり 重量 (g)	PFCエネルギー比 たんぱく質 (kcal)	脂質 (kcal)	炭水化物 (kcal)
海藻類	あおさ　素干し	77	34	2	64
	ほしのり	58	46	10	45
	焼きのり	53	44	9	47
	味付けのり	56	45	9	47
	あらめ　蒸し干し	71	18	2	80
	かわのり　素干し	60	46	4	50
	ながこんぶ　素干し	71	12	5	83
	まこんぶ　素干し	69	11	4	85
	刻み昆布	95	10	2	88
	削り昆布	85	11	3	85
	すいぜんじのり　素干し　水戻し	1389	42	Ø	58
	ところてん	6250	25	0	75
	角寒天	65	3	1	96
	寒天	3333	Ø	Ø	100
	ほしひじき	72	15	4	81
	ひとえぐさ　素干し	77	25	3	71
	ふのり　素干し	68	19	3	78
	むかでのり　塩抜き	995	12	4	84
	おきなわもずく　塩抜き	1818	11	16	73
	もずく　塩抜き	2740	11	12	77
	わかめ　生	629	24	6	70
	わかめ　乾燥　素干し	85	23	6	71
	水戻し	583	23	8	69
	乾燥板わかめ	75	25	4	71
	わかめ　乾燥　灰干し　水戻し	1418	31	6	62
	カットわかめ	73	26	13	61
	わかめ　湯通し　塩抜き	877	30	16	54
	くきわかめ　湯通し　塩抜き	687	15	9	76
	こんぶ　つくだ煮	119	14	5	80
	ひとえぐさ　つくだ煮	130	37	8	55

＊コレステロールを

100kcal当たり												
無機質							ビタミン		脂肪酸			
ナトリウム	食塩相当量	カリウム	カルシウム	マグネシウム	リン	鉄	B1	B2	飽和	n-3系不飽和	n-6系不飽和	コレステロール *食物繊維
mg	g	mg					mg		g			mg/g
2993	7.6	2456	376	2456	123	4.1	0.05	0.37	0.08	0.07	0.06	1
353	0.9	1793	81	197	399	6.2	0.70	1.55	0.32	0.69	0.12	12
282	0.7	1276	149	160	372	6.1	0.37	1.24	0.29	0.63	0.11	12
948	2.4	1505	95	162	396	4.6	0.34	1.29	0.29	0.63	0.11	12
1639	4.1	2280	563	378	178	2.5	0.07	0.19	0.09	0.07	0.07	34.1
51	0.1	300	270	150	438	36.8	0.23	1.26	0.16	0.14	0.13	1
2138	5.4	3705	306	499	228	2.1	0.14	0.29	0.18	0.15	0.14	26.1
1934	4.9	4213	490	352	138	2.7	0.33	0.26	0.21	0.07	0.12	18.7
4093	10.4	7806	895	685	286	8.2	0.14	0.31	0.10	0.01	0.04	37.1
1788	4.5	4087	553	443	162	3.1	0.28	0.24	0.23	0.01	0.05	24.0
69	0	167	875	250	97	34.7	0.28	0.14	0	0	0	29.2
188	0	125	250	250	63	6.3	0	0	0	0	0	37.5
84	0.2	34	429	65	22	2.9	0.01	0	0.02	0.02	0.02	48.2
67	0	33	333	67	33	6.7	0	0	0	0	0	50.0
1004	2.6	3155	1004	445	72	39.4	0.26	0.79	0.17	0.09	0.09	1
3454	8.7	622	706	675	215	2.6	0.23	0.71	0.13	0.11	0.10	34.0
1828	4.7	406	223	494	88	3.2	0.11	0.41	0.12	0.10	0.09	16
2189	6.0	60	846	1194	90	8.0	0	0	0.10	0.40	0.10	20
4364	10.9	127	400	382	36	3.6	0	1.64	0.30	1.30	0.47	36.4
2466	5.5	55	603	329	55	19.2	0	0.27	0.22	0.98	0.35	38.4
3836	9.4	4591	629	692	226	4.4	0.44	1.13	0.23	0.11	0.08	22.6
5641	14.4	4444	667	940	299	2.2	0.33	0.71	0.23	0.20	0.18	27.8
1691	4.1	1516	758	758	274	2.9	0.29	0.47	0.30	0.25	0.23	33.8
2919	7.4	554	719	464	247	4.8	0.46	1.12	0.15	0.13	0.12	1
681	1.4	851	1986	780	227	9.9	0	0.43	0.24	0.21	0.19	14
6904	17.5	320	596	298	211	4.4	0.04	0.05	0.18	0.65	0.29	26.0
4737	12.3	105	368	167	272	4.4	0.09	0.09	0.26	1.14	0.35	26.3
21306	54.3	605	591	481	234	2.7	0.14	0.14	0.17	0.74	0.27	35.0
3440	8.8	913	178	116	142	1.5	0.06	0.06	0.19	0.02	0.37	8.1
2993	7.5	208	36	122	82	4.7	0.08	0.34	0.28	0.03	0.53	1

含む食品については黒字でその値（mg）を，コレステロールを含まず食物繊維を含む食品についてはその値（g）を赤字で示した。

3. 主菜類

	食品名 たんぱく質　A：25%≦，B：50%≦，C：75%≦，D：99%≦	100kcal当たり			
		重量	PFCエネルギー比		
			たんぱく質	脂質	炭水化物
		g	kcal		
豆類	大豆　全粒　国産　乾　B	24	34	39	28
	ゆで　B	56	36	42	22
	水煮缶詰　B	72	37	41	22
	きなこ　黄大豆粉　B	23	28	43	29
	青大豆粉　B	23	28	43	29
	脱皮大豆　黄大豆粉　B	23	29	43	28
	青大豆粉　B	23	29	43	28
	ぶどう豆　A	35	20	29	51
	木綿豆腐　B	139	38	53	9
	豆腐　絹ごし　B	180	37	49	15
	ソフト　B	169	36	50	14
	充てん　B	169	35	47	17
	沖縄豆腐　B	94	36	61	3
	ゆし豆腐　B	199	36	50	14
	焼き豆腐　B	114	37	58	5
	生揚げ　B	67	30	68	2
	油揚げ　A	26	20	77	3
	がんもどき　B	44	27	70	3
	凍り豆腐　B	19	39	57	4
	豆腐よう　A	53	20	40	40
	豆腐竹輪　蒸し　B	79	47	31	21
	焼き　B	72	46	32	22
	糸引き納豆　B	50	33	42	25
	挽きわり納豆　B	52	34	44	22
	五斗納豆　B	44	27	30	43
	寺納豆　B	37	27	25	47
	おから　A	90	22	27	51
	豆乳　B	219	33	39	28
	調製豆乳　A	155	20	50	30
	豆乳飲料　麦芽コーヒー　A	167	15	33	52

100kcal当たり												
無機質							ビタミン		脂肪酸			食物繊維
ナトリウム	食塩相当量	カリウム	カルシウム	マグネシウム	リン	鉄	B_1	B_2	飽和	n-3系不飽和	n-6系不飽和	
mg	g	mg					mg		g			mg/g
0	0	456	58	53	139	2.3	0.20	0.07	0.62	0.43	2.07	4.1
1	0	317	39	61	106	1.1	0.12	0.05	0.68	0.47	2.28	3.9
150	0.4	24	72	39	122	1.3	0.01	0.01	0.69	0.37	2.22	4.9
0	0	435	57	55	119	2.1	0.17	0.06	0.77	0.41	2.48	3.9
0	0	435	57	55	119	2.1	0.17	0.06	0.77	0.41	2.48	3.9
0	0	437	41	53	145	1.3	0.03	0.05	0.77	0.41	2.46	3.2
0	0	437	41	53	145	1.3	0.03	0.05	0.77	0.41	2.46	3.2
215	0.6	114	28	21	69	1.5	0.03	0.02	0.47	0.25	1.51	2.2
18	0	194	167	43	153	1.3	0.10	0.04	1.03	0.38	2.56	0.6
13	0	269	77	79	145	1.4	0.18	0.07	0.95	0.34	2.35	0.5
12	0	253	154	54	138	1.2	0.12	0.05	0.98	0.35	2.45	0.7
8	0	339	47	105	141	1.4	0.25	0.08	0.93	0.34	2.30	0.5
161	0.4	170	113	62	123	1.6	0.09	0.04	1.20	0.43	2.98	0.5
479	1.2	419	72	86	142	1.4	0.20	0.08	0.98	0.36	2.45	0.6
5	0	102	170	42	125	1.8	0.08	0.03	1.14	0.41	2.84	0.6
2	0	80	160	37	100	1.7	0.05	0.02	1.39	0.50	3.46	0.5
3	0	14	78	34	60	1.1	0.02	0.01	1.58	0.57	3.94	0.3
83	0.2	35	119	43	88	1.6	0.01	0.02	1.42	0.51	3.54	0.6
72	0.2	6	125	23	166	1.3	0	0	1.10	0.40	2.75	0.3
402	1.0	20	85	27	100	0.9	0.01	0.04	0.62	0.29	2.03	0.4
587	1.5	111	56	52	119	1.6	0.10	0.06	0.49	0.28	1.45	0.6
650	1.7	108	72	53	123	1.7	0.09	0.06	0.50	0.27	1.45	0.5
1	0	330	45	50	95	1.7	0.04	0.28	0.74	0.37	2.33	3.4
1	0	361	30	45	129	1.3	0.07	0.19	0.76	0.38	2.40	3.1
1011	2.6	189	22	27	84	1.0	0.04	0.15	0.50	0.31	1.56	2.2
2065	5.2	369	41	52	122	2.2	0.01	0.13	0.37	0.22	1.14	2.8
5	0	315	73	36	89	1.2	0.10	0.03	0.50	0.25	1.46	8.7
4	0	416	33	55	107	2.6	0.07	0.04	0.77	0.28	1.93	0.4
78	0.2	264	48	30	68	1.9	0.11	0.03	0.78	0.31	2.78	0.5
70	0.2	184	33	22	60	0.5	0.02	0.02	0.55	0.18	1.81	0.2

	食品名 たんぱく質　A：25%≦，B：50%≦，C：75%≦，D：99%≦	100kcal当たり			
		重量	PFCエネルギー比		
			たんぱく質	脂質	炭水化物
		g	kcal		
豆類	ゆば　生　B	43	39	53	7
	干し　B	20	44	49	7
	金山寺みそ　A	39	11	11	78
	ひしおみそ　A	49	13	12	76
	テンペ　B	50	31	38	31
	たけあずき　乾　A	29	23	4	73
	ひよこまめ　乾　A	27	21	12	67
	ゆで　A	59	22	12	65
	フライ　味付け　A	24	18	22	60
	べにはないんげん　乾　A	30	21	4	75
	ゆで　A	83	21	4	75
	らいまめ　乾　B	29	26	4	69
	りょくとう　乾　B	28	28	4	68
	ゆで　B	73	30	4	67
	レンズまめ　乾　B	28	26	3	71
魚類	あいなめ　生　C	88	71	28	0
	あこうだい　生　D	108	76	23	0
	あじ類				
	まあじ　生　C	83	72	27	0
	開き干し　生　C	59	51	49	0
	たいせいようあじ　生　B	59	49	51	0
	むろあじ　生　C	60	60	39	1
	開き干し　生　C	64	62	38	0
	くさや　D	42	88	12	1
	あなご　生　B	62	45	55	Ø
	蒸し　B	52	38	62	Ø
	あまだい　生　C	88	70	30	Ø
	あゆ類				
	あゆ　焼き　C	57	64	36	0
	焼き　B	42	40	59	1

＊コレステロールを

100kcal当たり												
無機質							ビタミン		脂肪酸			
ナトリウム	食塩相当量	カリウム	カルシウム	マグネシウム	リン	鉄	B1	B2	飽和	n-3系不飽和	n-6系不飽和	コレステロール *食物繊維
mg	g	mg					mg		g			mg/g
2	0	125	39	35	108	1.6	0.07	0.04	0.82	0.39	2.66	0.3
3	0	166	39	39	117	1.6	0.04	0.02	0.78	0.36	2.49	0.7
780	2.0	74	13	21	51	0.7	0.05	0.07	0.21	0.07	0.53	1.2
925	2.3	165	27	27	58	0.9	0.05	0.13	0.18	0.08	0.55	1.4
1	0	361	35	47	124	1.2	0.03	0.04	0.59	0.36	1.97	5.1
0	0	404	84	66	98	3.6	0.13	0.04	0.09	0.05	0.11	6.3
5	0	321	27	37	72	0.7	0.10	0.04	0.15	0.02	0.52	4.4
3	0	205	26	30	70	0.7	0.09	0.04	0.16	0.02	0.56	6.8
167	0.4	165	17	26	88	1.0	0.05	0.02	0.30	0.06	0.72	5.0
0	0	512	23	57	129	1.6	0.20	0.05	0.06	0.11	0.15	8.0
1	0	365	23	41	116	1.3	0.12	0.04	0.07	0.10	0.14	6.3
0	0	544	21	49	57	1.7	0.14	0.05	0.11	0.05	0.15	5.2
0	0	368	28	42	90	1.7	0.20	0.06	0.10	0.05	0.12	4.1
1	0	233	23	28	55	1.6	0.14	0.04	0.09	0.05	0.13	3.8
0	0	283	16	28	125	2.7	0.16	0.05	0.04	0.02	0.10	4.8
133	0.4	327	49	35	195	0.4	0.21	0.23	0.67	0.75	0.10	67
81	0.2	334	16	26	183	0.3	0.12	0.04	0.25	0.25	0.04	60
99	0.2	307	22	28	191	0.6	0.08	0.17	0.71	0.67	0.08	64
398	1.0	184	21	16	131	0.5	0.06	0.09	1.39	0.94	0.11	43
95	0.2	213	15	22	136	0.6	0.06	0.12	1.28	0.97	0.11	46
34	0.1	253	11	21	169	1.0	0.11	0.19	1.08	0.87	0.13	39
534	1.4	206	28	23	167	0.9	0.11	0.19	1.03	0.84	0.13	42
667	1.7	354	371	27	337	1.3	0.10	0.17	0.33	0.27	0.05	46
93	0.2	231	47	14	131	0.5	0.03	0.09	1.41	0.88	0.13	87
62	0.2	144	33	13	93	0.5	0.02	0.06	1.55	0.87	0.12	93
64	0.2	318	51	26	168	0.3	0.04	0.05	0.71	0.60	0.11	46
62	0.2	289	272	20	260	3.1	0.13	0.14	0.55	0.42	0.07	79
33	0.1	179	187	13	179	0.8	0.08	0.07	1.42	0.48	0.34	71

含む食品については黒字でその値（mg）を，コレステロールを含まず食物繊維を含む食品についてはその値（g）を赤字で示した。

3. 主菜類

	食品名	100kcal当たり			
		重量	PFCエネルギー比		
	たんぱく質　A：25%≦，B：50%≦，C：75%≦，D：99%≦		たんぱく質	脂質	炭水化物
		g	kcal		
魚類	アラスカめぬけ　生　C	95	69	30	0
	あんこう　生　D	172	95	3	2
	きも　生　A	22	9	89	2
	いかなご類				
	いかなご　生　C	80	58	41	0
	煮干し　C	41	74	23	3
	つくだ煮　B	35	42	15	44
	あめ煮　B	36	37	12	51
	いさき　生　C	79	57	42	0
	いしだい　生　C	64	53	47	Ø
	いとよりだい　生　D	108	82	17	0
	いぼだい　生　B	67	46	54	Ø
	いわし類				
	うるめいわし　生　C	73	66	33	1
	丸干し　D	42	79	20	1
	かたくちいわし　生　B	52	40	59	1
	煮干し　D	30	82	18	0
	田作り　D	30	84	16	0
	まいわし　生　B	46	38	60	1
	塩いわし　B	61	44	55	1
	生干し　B	41	36	62	2
	丸干し　C	52	72	27	1
	めざし　生　B	39	30	69	1
	しらす干し　微乾燥品　D	88	86	13	1
	半乾燥品　D	49	83	16	1
	たたみいわし　D	27	85	14	1
	みりん干し　かたくちいわし　C	29	52	19	29
	まいわし　B	30	38	43	20
	いわし缶詰　水煮　B	53	47	53	0
	味付け　B	47	39	51	11

3. 主菜類

		100kcal当たり										
		無機質					ビタミン		脂肪酸			
ナトリウム	食塩相当量	カリウム	カルシウム	マグネシウム	リン	鉄	B₁	B₂	飽和	n-3系不飽和	n-6系不飽和	コレステロール
mg	g	mg					mg		g			mg
77	0.2	276	21	25	162	0.2	0.04	0.05	0.47	0.50	0.07	50
224	0.5	362	14	33	241	0.3	0.07	0.28	0.03	0.05	0.02	135
25	0.1	49	1	2	31	0.3	0.03	0.08	1.85	1.73	0.18	126
152	0.4	313	401	31	425	2.0	0.15	0.65	0.91	1.13	0.09	160
1141	2.9	330	301	53	489	2.7	0.11	0.07	0.35	0.57	0.03	208
781	2.0	238	167	28	291	0.8	0.01	0.10	0.23	0.39	0.02	99
610	1.5	154	197	33	262	1.2	0.01	0.10	0.17	0.23	0.01	97
126	0.3	237	17	25	174	0.3	0.05	0.09	1.29	1.16	0.14	56
35	0.1	251	13	17	154	0.2	0.10	0.10	1.21	0.73	0.18	36
92	0.2	420	50	28	216	0.5	0.04	0.09	0.43	0.41	0.08	75
127	0.3	188	27	20	107	0.3	0.03	0.13	1.50	0.64	0.17	38
70	0.1	323	62	27	213	1.7	0.06	0.26	1.02	0.76	0.07	44
962	2.4	343	238	46	381	1.9	0.10	0.18	0.59	0.46	0.05	92
44	0.1	156	31	17	125	0.5	0.02	0.08	1.98	1.17	0.16	36
512	1.3	362	663	69	452	5.4	0.03	0.03	0.38	0.20	0.03	166
211	0.5	476	744	57	685	0.9	0.03	0.03	0.35	0.27	0.03	214
55	0.1	143	32	16	106	0.8	0.01	0.17	1.77	1.45	0.19	30
1474	3.7	184	43	26	129	1.0	0.02	0.21	1.49	1.47	0.14	45
285	0.7	140	27	14	112	0.7	0	0.09	2.07	1.29	0.15	28
777	2.0	243	228	52	295	2.3	0.01	0.21	0.77	0.70	0.07	57
429	1.1	66	70	12	74	1.0	0	0.08	1.69	1.11	0.12	39
1411	3.6	185	185	71	415	0.5	0.10	0.03	0.23	0.37	0.03	212
1263	3.2	238	253	63	418	0.4	0.11	0.03	0.26	0.43	0.03	189
228	0.6	212	260	51	376	0.7	0.04	0.09	0.41	0.31	0.05	191
323	0.8	123	235	21	194	1.1	0.01	0.07	0.41	0.31	0.28	32
202	0.5	87	72	16	108	1.3	0	0.15	1.10	1.01	0.36	23
176	0.4	133	171	23	192	1.4	0.02	0.16	1.45	1.56	0.13	43
265	0.7	113	175	18	180	1.1	0.01	0.14	1.68	1.50	0.21	40

3. 主菜類

食品名	重量	100kcal当たり PFCエネルギー比		
		たんぱく質	脂質	炭水化物
たんぱく質　A：25%≦，B：50%≦，C：75%≦，D：99%≦	g	kcal		
いわし缶詰　油漬　A	28	23	77	0
かば焼　B	41	27	58	15
いわな　養殖　生　C	87	70	30	0
うぐい　生　D	100	85	14	1
うなぎ類				
うなぎ　養殖　生　B	39	28	71	0
白焼き　B	30	26	73	0
かば焼　B	34	31	64	4
うまづらはぎ　生　D	126	96	4	0
味付け開き干し　D	34	81	5	14
かじき類				
くろかじき　生　D	101	98	2	0
まかじき　生　D	87	85	15	0
めかじき　生　C	71	55	45	0
かつお類				
かつお　春獲り　生　D	88	96	4	0
秋獲り　生　C	61	64	35	0
そうだがつお　生　D	74	80	19	1
なまり　D	75	94	5	1
かつお節　D	28	91	8	1
かつお缶詰　味付け　フレーク　C	71	52	17	30
油漬　フレーク　B	34	26	74	0
かます　生　C	68	54	46	0
かれい類				
まがれい　生　D	105	87	13	0
まこがれい　生　D	101	83	17	0
子持ちがれい　生　C	70	59	41	0
干しかれい　C	85	73	27	0
かわはぎ　生　D	125	99	1	0
かんぱち　生　C	78	69	31	0

魚類

3. 主菜類

					100kcal当たり							
		無機質					ビタミン		脂肪酸			
ナトリウム	食塩相当量	カリウム	カルシウム	マグネシウム	リン	鉄	B₁	B₂	飽和	n-3系不飽和	n-6系不飽和	コレステロール
mg	g	mg	mg	mg	mg	mg	mg	mg	g	g	g	mg
89	0.2	78	98	10	103	0.4	0.02	0.09	1.97	0.68	3.19	24
252	0.6	111	91	13	120	0.8	0	0.10	1.90	1.75	0.22	29
43	0.1	332	34	25	227	0.3	0.08	0.10	0.60	0.49	0.31	70
83	0.2	341	69	27	241	0.7	0.03	0.11	0.29	0.25	0.17	93
29	0.1	90	51	8	102	0.2	0.15	0.19	1.62	0.95	0.15	90
30	0.1	91	42	5	85	0.3	0.17	0.14	1.99	0.69	0.23	67
174	0.4	102	51	5	102	0.3	0.26	0.25	1.81	0.98	0.18	78
264	0.6	402	63	109	201	0.5	0.01	0.16	0.06	0.10	0.03	59
823	2.1	106	65	29	127	0.5	0.01	0.02	0.12	0.16	0.03	48
71	0.2	394	5	34	263	0.5	0.05	0.06	0.04	0.04	0.01	49
57	0.2	331	4	30	235	0.5	0.08	0.06	0.41	0.38	0.08	40
43	0.1	306	2	19	178	0.4	0.04	0.06	1.02	0.57	0.10	50
38	0.1	377	10	37	246	1.7	0.11	0.15	0.11	0.11	0.02	53
23	0.1	231	5	23	158	1.2	0.06	0.10	0.91	0.95	0.15	35
60	0.1	257	17	24	169	1.9	0.12	0.21	0.54	0.54	0.07	55
82	0.2	224	8	24	224	2.8	0.14	0.13	0.12	0.10	0.02	60
37	0.1	264	8	20	222	1.5	0.15	0.10	0.17	0.20	0.03	51
462	1.2	199	21	21	135	1.8	0.10	0.09	0.55	0.59	0.08	38
119	0.3	78	2	8	55	0.3	0.04	0.04	1.19	0.68	3.90	14
81	0.2	216	28	23	95	0.2	0.02	0.09	1.41	1.01	0.18	39
115	0.3	346	45	29	210	0.2	0.03	0.37	0.26	0.25	0.08	74
111	0.3	322	42	26	202	0.2	0.06	0.36	0.32	0.44	0.05	72
54	0.1	203	14	19	140	0.1	0.13	0.14	0.79	1.06	0.09	84
367	0.9	239	34	25	145	0.1	0.21	0.09	0.62	0.62	0.08	74
137	0.4	473	16	35	299	0.2	0.02	0.09	0.02	0.02	0.01	59
51	0.2	381	12	26	210	0.5	0.12	0.12	0.87	0.83	0.12	48

3. 主菜類

食品名 たんぱく質　A：25%≦，B：50%≦，C：75%≦，D：99%≦		100kcal当たり 重量 (g)	PFCエネルギー比 たんぱく質 (kcal)	PFCエネルギー比 脂質 (kcal)	PFCエネルギー比 炭水化物 (kcal)
魚類	きす　生　D	117	95	4	0
魚類	きびなご　生　D	108	85	14	0
魚類	キングクリップ　生　D	129	99	1	Ø
魚類	ぎんだら　生　A	46	25	75	Ø
魚類	きんめだい　生　B	62	47	53	0
魚類	ぐち　生　D	120	91	9	Ø
魚類	こい　養殖　生　B	58	44	56	0
魚類	こち　生　D	100	94	5	1
魚類	このしろ　生　B	63	50	49	1
魚類	甘酢漬　B	52	40	47	13
魚類	さけ・ます類				
魚類	からふとます　生　C	65	59	40	0
魚類	塩ます　C	62	55	43	2
魚類	水煮缶詰　C	64	56	44	0
魚類	ぎんざけ　養殖　生　B	49	40	59	1
魚類	さくらます　生　C	62	55	45	0
魚類	しろさけ　生　C	75	71	29	0
魚類	新巻き　生　C	65	62	37	0
魚類	塩ざけ　B	50	47	52	0
魚類	イクラ　B	37	48	52	0
魚類	すじこ　B	35	43	55	1
魚類	たいせいようさけ　養殖　生　B	42	36	64	0
魚類	にじます　海面養殖　生　B	44	39	61	Ø
魚類	淡水養殖　生　C	79	66	34	0
魚類	べにざけ　生　C	73	69	31	0
魚類	くん製　C	62	68	32	0
魚類	ますのすけ　生　B	50	41	59	Ø
魚類	さば類				
魚類	まさば　生　B	49	43	56	1
魚類	さば節　D	28	87	13	Ø

100kcal当たり												
無機質							ビタミン		脂肪酸			
ナトリウム	食塩相当量	カリウム	カルシウム	マグネシウム	リン	鉄	B_1	B_2	飽和	n-3系不飽和	n-6系不飽和	コレステロール
mg	g	mg					mg		g			mg
141	0.4	411	45	35	258	0.2	0.08	0.05	0.07	0.09	0.02	117
161	0.4	355	108	37	258	1.2	0.02	0.27	0.36	0.23	0.03	81
180	0.5	437	60	36	219	0.4	0.04	0.09	0.01	0.03	0	72
32	0.1	150	6	12	77	0.1	0.02	0.05	1.45	0.49	0.10	20
37	0.1	206	19	46	306	0.2	0.02	0.03	1.34	0.86	0.14	37
114	0.2	311	44	34	168	0.5	0.05	0.34	0.22	0.20	0.04	79
29	0.1	198	5	13	105	0.3	0.27	0.10	1.18	0.62	0.43	50
109	0.3	448	51	33	259	0.2	0.07	0.17	0.10	0.12	0.02	57
100	0.3	231	119	17	144	0.8	0	0.11	1.43	0.94	0.05	43
461	1.2	62	83	8	88	0.9	0	0.09	1.56	0.79	0.12	38
42	0.1	260	8	19	169	0.3	0.16	0.12	0.80	0.92	0.10	38
1435	3.6	193	17	21	156	0.2	0.13	0.11	0.94	0.95	0.09	39
231	0.6	193	71	23	206	1.0	0.10	0.08	0.83	1.04	0.10	57
23	0	171	6	12	142	0.1	0.07	0.07	0.43	1.25	0.18	29
33	0.1	242	9	17	161	0.2	0.07	0.09	0.99	1.07	0.11	34
50	0.2	263	11	21	180	0.4	0.11	0.16	0.50	0.61	0.06	44
779	1.9	247	18	19	149	0.6	0.12	0.13	0.64	0.88	0.05	45
361	0.9	160	8	15	135	0.2	0.07	0.08	1.28	1.21	0.08	32
335	0.8	77	35	35	195	0.7	0.15	0.20	0.89	1.73	0.10	177
673	1.7	64	22	28	174	1.0	0.15	0.22	0.96	2.07	0.12	181
16	0	152	3	12	106	0.1	0.09	0.04	1.33	1.37	0.23	30
20	0	164	5	12	106	0.1	0.07	0.04	1.42	1.17	0.23	31
39	0.1	292	19	22	189	0.2	0.17	0.08	0.74	0.67	0.32	57
41	0.1	276	7	23	189	0.3	0.19	0.11	0.59	0.67	0.08	37
934	2.4	156	12	12	149	0.5	0.14	0.14	0.60	0.68	0.07	31
19	0.1	190	9	14	125	0.2	0.07	0.06	1.25	0.80	0.19	27
69	0.2	158	4	16	114	0.5	0.07	0.14	1.63	0.76	0.15	32
103	0.3	306	239	39	333	2.0	0.07	0.24	0.28	0.20	0.04	83

	食品名 たんぱく質　A：25%≦，B：50%≦，C：75%≦，D：99%≦	100kcal当たり			
		重量	PFCエネルギー比		
			たんぱく質	脂質	炭水化物
		g	kcal		
魚類	たいせいようさば　生　A	31	22	77	1
	塩さば　B	34	38	62	0
	開き干し　A	29	23	77	0
	しめさば　A	30	23	75	2
	さより　生　D	105	87	13	Ø
	さわら　生　B	57	48	52	0
	さんま　生　A	32	25	75	0
	開き干し　B	38	31	69	0
	しいら　生　D	93	83	17	Ø
	ししゃも類				
	ししゃも　生干し　生　C	60	53	46	0
	したびらめ　生　D	104	84	16	Ø
	しまあじ　養殖　生　C	59	55	45	0
	シルバー　生　C	65	51	49	Ø
	すずき　生　C	81	68	32	Ø
	たい類				
	きだい　生　C	92	72	27	1
	くろだい　生　C	67	57	42	1
	ちだい　生　D	95	78	22	0
	まだい　天然　生　C	70	61	38	0
	養殖　生　B	52	47	52	0
	たかべ　生　B	61	48	52	Ø
	たちうお　生　B	38	26	74	Ø
	たら類				
	すけとうだら　生　D	127	97	2	1
	たらこ　生　C	71	69	30	1
	まだら　生　D	131	97	2	1
	しらこ　D	162	87	12	1
	干しだら　D	32	97	2	0
	とびうお　生　D	105	93	7	0

100kcal当たり												
無機質							ビタミン		脂肪酸			コレステロール
ナトリウム	食塩相当量	カリウム	カルシウム	マグネシウム	リン	鉄	B_1	B_2	飽和	n-3系不飽和	n-6系不飽和	
mg	g	mg					mg		g			mg
30	0.1	98	2	9	64	0.3	0.04	0.11	1.32	1.80	0.21	21
248	0.6	103	9	12	69	0.7	0.06	0.20	1.35	1.30	0.17	20
195	0.5	86	7	7	57	0.6	0.04	0.17	1.98	1.95	0.18	19
189	0.5	59	3	7	47	0.3	0.04	0.08	1.75	1.78	0.24	19
200	0.5	305	43	39	200	0.3	0	0.13	0.27	0.39	0.05	105
37	0.1	278	7	18	125	0.5	0.05	0.20	1.21	0.93	0.34	34
42	0.1	65	10	9	58	0.5	0	0.08	1.36	1.27	0.17	21
192	0.5	100	23	11	54	0.4	0	0.12	1.34	1.36	0.16	31
46	0.1	445	12	29	232	0.6	0.19	0.14	0.46	0.44	0.06	51
296	0.7	229	199	29	260	1.0	0.01	0.15	0.98	0.89	0.09	139
146	0.4	323	37	32	167	0.3	0.06	0.15	0.35	0.40	0.06	78
32	0.1	232	10	17	149	0.4	0.15	0.09	1.12	0.97	0.24	42
56	0.1	288	7	20	144	0.4	0.05	0.12	1.21	0.89	0.09	30
66	0.2	301	10	24	171	0.2	0.02	0.16	0.84	0.71	0.11	54
67	0.2	359	21	28	194	0.2	0.03	0.04	0.80	0.53	0.09	62
39	0.1	266	9	24	166	0.2	0.08	0.20	1.18	0.59	0.10	52
72	0.2	372	31	31	219	0.6	0.03	0.10	0.56	0.49	0.08	71
39	0.1	310	8	22	155	0.1	0.06	0.04	1.04	0.82	0.12	46
29	0.1	243	6	18	124	0.1	0.18	0.05	1.34	1.06	0.33	37
73	0.2	232	25	21	128	0.4	0.04	0.11	1.66	1.06	0.21	43
33	0.1	109	5	11	68	0.1	0	0.03	2.19	1.18	0.16	27
165	0.4	445	52	41	343	0.5	0.09	0.18	0.04	0.08	0	94
1287	3.3	214	17	9	279	0.4	0.51	0.31	0.51	0.85	0.05	250
144	0.4	457	42	31	300	0.3	0.13	0.13	0.04	0.09	0.01	76
179	0.5	633	10	37	698	0.3	0.39	0.21	0.15	0.31	0.03	584
473	1.2	505	25	28	265	0	0.06	0.09	0.05	0.07	0.01	76
67	0.2	335	14	39	356	0.5	0.01	0.10	0.16	0.21	0.02	62

3. 主菜類

食品名（たんぱく質 A：25%≦，B：50%≦，C：75%≦，D：99%≦）		100kcal当たり 重量 (g)	PFCエネルギー比 たんぱく質 (kcal)	脂質 (kcal)	炭水化物 (kcal)
魚類	なまず　生　B	63	49	51	Ø
	にしん　生　B	46	34	66	0
	かずのこ　生　C	62	62	37	0
	はぜ　生　D	121	97	2	0
	はたはた　生　C	88	53	47	Ø
	ひらめ　天然　生　D	97	82	18	Ø
	とらふぐ　養殖　生　D	118	96	3	1
	ぶり　成魚　生　B	39	35	64	0
	ほっけ　生　C	87	64	36	0
	まぐろ類				
	きはだ　生　D	94	96	4	Ø
	くろまぐろ　赤身　生　D	80	89	11	0
	脂身　生　A	29	25	75	0
	みなみまぐろ　赤身　生　D	108	99	1	0
	脂身　生　A	28	24	76	0
	めじまぐろ　生　C	66	70	30	0
	まぐろ缶詰　水煮　フレーク　ライト　D	141	90	9	1
	ホワイト　C	103	75	23	2
	味付け　フレーク　C	73	56	15	29
	油漬　フレーク　ライト　B	38	27	73	0
	まながつお　生　B	57	41	59	Ø
	むつ　生　B	53	37	63	Ø
	めばる　生　C	91	70	30	Ø
	メルルーサ　生　D	129	93	7	Ø
	やまめ　養殖　生　C	84	65	34	1
	わかさぎ類				
	わかさぎ　生　D	130	79	21	1
	つくだ煮　B	32	36	16	48
	あめ煮　B	32	34	15	52
	あかがい　生　D	135	77	4	19

100kcal当たり												
無機質							ビタミン		脂肪酸			コレステロール
ナトリウム	食塩相当量	カリウム	カルシウム	マグネシウム	リン	鉄	B1	B2	飽和	n-3系不飽和	n-6系不飽和	
mg	g	mg					mg		g			mg
29	0.1	202	11	15	107	0.3	0.21	0.06	1.11	0.61	0.47	46
51	0.1	162	13	15	111	0.5	0	0.11	1.38	0.99	0.12	31
198	0.5	130	31	21	86	0.7	0.09	0.14	0.53	0.85	0.05	229
112	0.2	422	51	33	229	0.2	0.05	0.05	0.04	0.04	0.01	111
159	0.4	221	53	16	106	0.4	0.02	0.12	0.90	1.19	0.13	88
45	0.1	426	21	25	233	0.1	0.04	0.11	0.42	0.49	0.08	53
118	0.4	505	7	29	294	0.2	0.07	0.25	0.07	0.09	0.02	76
12	0	148	2	10	51	0.5	0.09	0.14	1.72	1.30	0.14	28
71	0.2	314	19	29	192	0.3	0.08	0.15	0.61	0.95	0.09	64
40	0.1	423	5	35	273	1.9	0.14	0.08	0.08	0.08	0.03	35
39	0.1	304	4	36	216	0.9	0.08	0.04	0.20	0.14	0.02	40
21	0.1	67	2	10	52	0.5	0.01	0.02	1.72	1.69	0.17	16
46	0.1	432	5	29	259	1.9	0.03	0.05	0.02	0.01	0	56
12	0	79	3	8	60	0.2	0.03	0.02	1.64	1.42	0.18	17
28	0.1	270	6	26	191	1.2	0.13	0.13	0.72	0.90	0.11	38
295	0.7	323	7	37	225	0.8	0.01	0.06	0.25	0.21	0.04	49
267	0.7	288	6	35	206	1.0	0.07	0.03	0.66	0.64	0.11	35
558	1.4	205	18	23	257	2.9	0.05	0.02	0.43	0.42	0.08	43
128	0.3	86	2	9	60	0.2	0	0.01	1.26	0.53	4.04	12
92	0.2	212	12	14	109	0.2	0.13	0.07	2.17	0.70	0.16	40
45	0.1	206	13	11	95	0.3	0.02	0.08	0.89	0.33	0.08	31
69	0.2	320	73	25	183	0.4	0.06	0.16	0.72	0.80	0.07	69
181	0.5	414	16	49	194	0.3	0.12	0.05	0.14	0.22	0.01	58
42	0.1	352	71	23	235	0.4	0.13	0.13	0.76	0.61	0.38	54
259	0.6	155	583	32	454	1.0	0.01	0.18	0.38	0.58	0.12	272
599	1.5	151	306	22	246	0.8	0.08	0.10	0.32	0.34	0.15	142
512	1.3	131	307	21	237	0.7	0.09	0.11	0.28	0.29	0.12	128
404	1.1	391	54	74	189	6.7	0.27	0.27	0.04	0.04	0.01	62

食品名 たんぱく質　A：25%≦，B：50%≦，C：75%≦，D：99%≦		100kcal当たり			
		重量	PFCエネルギー比		
			たんぱく質	脂質	炭水化物
		g	kcal		
貝類	あさり　生　D	336	85	9	6
	あわび　生　C	137	74	4	23
	エスカルゴ　水煮缶詰　D	121	85	11	4
	かき　養殖　生　B	166	46	22	32
	さざえ　生　D	112	92	4	4
	しじみ　生　B	197	47	19	35
	たいらがい　貝柱　生　D	100	92	2	6
	つぶ　生　D	116	87	2	11
	とりがい　斧足　生　C	117	64	3	33
	はまぐり　生　C	264	68	12	20
	ほたてがい　生　D	140	80	12	9
	貝柱　生　D	104	78	1	21
	煮干し　D	31	86	4	10
	みるがい　水管　生　D	122	94	5	1
えび類	あまえび　生　D	115	96	3	0
	いせえび　生　D	109	96	4	Ø
	くるまえび　養殖　ゆで　D	81	96	4	Ø
	さくらえび　ゆで　D	110	84	16	Ø
	素干し　D	32	88	12	0
	大正えび　生　D	105	97	3	0
	しばえび　生　D	120	95	5	0
	ブラックタイガー　養殖　生　D	122	95	3	2
	干しえび　D	43	88	11	1
かに類	がざみ　生　D	154	94	4	2
	毛がに　生　D	138	92	7	1
	ゆで　D	120	93	6	1
	ずわいがに　ゆで　D	144	91	8	1
	水煮缶詰　D	136	94	5	1
	たらばがに　ゆで　D	125	93	6	2
	水煮缶詰　D	111	96	3	0

3. 主菜類

100kcal当たり											
無機質								ビタミン		脂肪酸			
ナトリウム	食塩相当量	カリウム	カルシウム	マグネシウム	リン	鉄	B_1	B_2	飽和	n-3系不飽和	n-6系不飽和	コレステロール
mg	g	mg	mg	mg	mg	mg	mg	mg	g	g	g	mg
2921	7.4	470	222	336	285	12.8	0.07	0.54	0.07	0.10	0.03	134
453	1.1	275	27	74	137	2.1	0.14	0.12	0.05	0.03	0.03	133
316	0.9	6	486	45	158	4.7	0	0.11	0.09	0.04	0.21	292
862	2.2	315	146	123	166	3.1	0.07	0.23	0.38	0.48	0.07	85
270	0.7	281	25	61	157	0.9	0.04	0.10	0.06	0.03	0.03	157
144	0.4	130	256	24	170	10.5	0.06	0.49	0.26	0.24	0.06	154
260	0.7	260	16	36	150	0.6	0.01	0.09	0.02	0.03	0.01	23
440	1.2	185	69	106	139	1.5	0	0.14	0.02	0.05	0.01	127
117	0.4	175	22	50	140	3.4	0.19	0.07	0.05	0.01	0	26
2061	5.3	423	344	214	254	5.5	0.21	0.42	0.21	0.24	0.05	66
447	1.1	433	31	82	293	3.1	0.07	0.41	0.25	0.17	0.01	46
124	0.3	435	7	49	269	0.2	0	0.07	0.01	0.01	0	34
777	2.0	252	11	37	190	0.4	0.04	0.09	0.04	0.07	0.01	47
401	1.0	511	67	91	195	4.0	0	0.17	0.05	0.05	0.01	44
346	0.9	357	58	48	277	0.1	0.02	0.03	0.03	0.07	0	150
381	1.0	435	40	42	359	0.1	0.01	0.03	0.03	0.05	0.02	101
162	0.4	404	49	46	315	0.9	0.07	0.04	0.05	0.06	0.02	194
913	2.3	275	759	101	396	0.5	0.11	0.09	0.21	0.23	0.04	253
385	1.0	385	641	99	385	1.0	0.05	0.05	0.19	0.19	0.04	224
211	0.5	380	36	47	316	0.1	0.03	0.04	0.04	0.04	0.01	169
301	0.7	313	67	36	325	1.2	0.02	0.07	0.07	0.08	0.01	205
184	0.5	282	82	44	257	0.2	0.09	0.04	0.05	0.05	0.02	184
645	1.6	318	3051	223	425	6.5	0.04	0.08	0.19	0.12	0.05	219
555	1.4	463	170	93	309	0.5	0.03	0.23	0.06	0.06	0.02	122
305	0.8	471	84	53	360	0.7	0.10	0.32	0.07	0.19	0.01	65
289	0.7	337	79	47	240	0.7	0.08	0.28	0.06	0.16	0.01	64
346	0.9	346	173	79	216	1.0	0.30	0.82	0.07	0.23	0.04	88
913	2.3	29	93	40	164	0.7	0	0.04	0.05	0.11	0.03	95
389	1.0	288	60	64	238	0.3	0.09	0.08	0.06	0.15	0.01	66
643	1.7	100	58	38	244	0.2	0.02	0.11	0.03	0.07	0.01	67

3. 主菜類

	食品名	重量	100kcal当たり PFCエネルギー比		
			たんぱく質	脂質	炭水化物
	たんぱく質　A：25%≦，B：50%≦，C：75%≦，D：99%≦	g	kcal		
いか類	あかいか　生　D	113	85	15	0
	けんさきいか　生　D	120	88	11	0
	こういか　生　D	151	95	4	1
	するめいか　生　D	113	86	13	1
	するめいか　水煮　D	97	87	12	1
	ほたるいか　生　C	120	60	39	1
	やりいか　生　D	117	87	11	2
	するめ　D	30	87	12	0
たこ類	いいだこ　生　D	144	89	11	1
	まだこ　ゆで　D	101	93	7	0
	生うに　C	83	53	36	11
	粒うに　B	55	38	28	34
	くらげ　塩蔵　塩抜き　D	461	96	4	0
	しゃこ　ゆで　D	102	83	16	1
	なまこ　生　D	433	80	12	9
魚ねり製品	かに風味かまぼこ　C	111	54	5	41
	昆布巻きかまぼこ　B	119	42	5	52
	す巻きかまぼこ　C	111	53	8	39
	蒸しかまぼこ　C	105	51	9	41
	焼き抜きかまぼこ　C	97	63	9	29
	焼き竹輪　B	83	40	15	45
	だて巻　B	51	30	34	36
	つみれ　B	89	43	34	23
	なると　B	124	38	4	58
	はんぺん　B	106	42	10	48
	さつま揚げ　B	72	36	24	40
	魚肉ハム　B	63	34	38	28
	魚肉ソーセージ　B	62	29	40	31

100kcal当たり												
無機質							ビタミン		脂肪酸			
ナトリウム	食塩相当量	カリウム	カルシウム	マグネシウム	リン	鉄	B_1	B_2	飽和	n-3系不飽和	n-6系不飽和	コレステロール
mg	g	mg					mg		g			mg
225	0.6	372	14	52	316	0.1	0.01	0.02	0.28	0.32	0.03	316
251	0.6	394	14	55	311	0.1	0.01	0.02	0.19	0.23	0.04	418
424	1.1	333	26	73	257	0.2	0.05	0.08	0.07	0.10	0.01	318
339	0.9	305	16	61	282	0.1	0.06	0.05	0.18	0.31	0.02	305
301	0.8	253	17	57	262	0.1	0.03	0.04	0.16	0.27	0.02	311
323	0.8	347	17	47	203	1.0	0.23	0.32	0.69	0.99	0.12	287
199	0.5	352	12	49	328	0.1	0.05	0.04	0.21	0.29	0.01	375
266	0.7	329	13	51	329	0.2	0.03	0.03	0.18	0.24	0.03	293
359	0.9	288	29	62	273	3.2	0.01	0.12	0.16	0.24	0.04	216
233	0.6	243	19	53	122	0.2	0.03	0.05	0.06	0.10	0.02	152
183	0.5	282	10	22	324	0.7	0.08	0.37	0.52	0.61	0.24	241
1799	4.6	153	25	34	169	0.6	0.08	0.35	0.76	0.27	0.21	153
507	1.4	5	9	18	120	1.4	0	0.05	0.14	0	0	143
317	0.8	235	90	41	256	0.8	0.27	0.13	0.26	0.27	0.06	153
2944	7.4	234	312	693	108	0.4	0.22	0.09	0.17	0.13	0.09	4
948	2.5	85	134	21	86	0.2	0.01	0.04	0.12	0.12	0.06	19
1130	2.9	511	83	46	65	0.4	0.04	0.10	0.24	0.06	0.01	20
967	2.4	94	28	14	67	0.2	0	0.01	0.28	0.12	0.16	21
1054	2.6	116	26	15	63	0.3	0	0.01	0.14	0.22	0.01	16
899	2.3	97	24	15	58	0.2	0.05	0.08	0.37	0.15	0.03	26
687	1.7	79	12	12	91	0.8	0.04	0.07	0.40	0.17	0.43	21
178	0.5	56	13	6	61	0.3	0.02	0.10	0.91	0.12	0.52	92
506	1.2	160	53	15	106	0.9	0.02	0.18	0.79	0.63	0.12	35
995	2.5	199	19	14	137	0.6	0	0.01	0.19	0.09	0.01	21
626	1.6	170	16	14	117	0.5	0	0.01	0.19	0.08	0.38	16
526	1.4	43	43	10	50	0.6	0.04	0.07	0.37	0.22	0.86	14
569	1.5	69	28	9	32	0.6	0.13	0.38	1.40	0.13	0.50	18
502	1.3	43	62	7	124	0.6	0.12	0.37	1.57	0.06	0.50	19

3. 主菜類

食品名	重量	100kcal当たり PFCエネルギー比		
		たんぱく質	脂質	炭水化物
たんぱく質　A：25％≦，B：50％≦，C：75％≦，D：99％≦	g	kcal		
いのしし　肉　脂身つき　生　B	37	30	70	1
和牛類				
かた　脂身つき　生　B	35	26	73	0
皮下脂肪なし　生　B	38	29	70	0
赤肉　生　B	50	42	57	1
かたロース　皮下脂肪なし　生　A	25	15	85	0
赤肉　生　A	32	22	78	0
リブロース　赤肉　生　A	30	21	78	0
サーロイン　皮下脂肪なし　生　A	22	12	88	0
赤肉　生　A	32	23	77	1
ばら　脂身つき　生　A	19	9	91	0
もも　脂身つき　生　B	41	32	67	1
皮下脂肪なし　生　B	46	38	61	1
赤肉　生　B	52	46	53	1
そともも　脂身つき　生　B	38	28	71	1
皮下脂肪なし　生　B	42	33	66	1
赤肉　生　C	58	51	48	1
ランプ　脂身つき　生　A	29	18	81	0
皮下脂肪なし　生　A	31	21	78	1
赤肉　生　B	47	38	61	1
ヒレ　赤肉　生　B	45	36	63	1
子牛類				
リブロース　皮下脂肪なし　生　D	99	90	8	1
ばら　皮下脂肪なし　生　C	82	72	28	0
もも　皮下脂肪なし　生　D	86	77	22	1
うし副産物				
ひき肉　生　B	45	36	63	1
舌　生　A	37	24	76	0
肝臓　生　C	76	63	26	11
じん臓　生　C	76	54	46	1

肉　類

3. 主菜類

100kcal当たり											
		無機質					ビタミン		脂肪酸			
ナトリウム	食塩相当量	カリウム	カルシウム	マグネシウム	リン	鉄	B₁	B₂	飽和	n-3系不飽和	n-6系不飽和	コレステロール
mg	g	mg	mg	mg	mg	mg	mg	mg	g	g	g	mg
17	0	101	1	7	64	0.9	0.09	0.11	2.18	0.02	0.93	32
16	0	98	1	7	52	0.3	0.03	0.07	2.49	0.01	0.22	25
18	0	110	2	7	60	0.3	0.03	0.08	2.40	0.01	0.22	27
26	0	159	2	10	84	1.3	0.04	0.12	1.99	0	0.21	33
10	0	52	1	3	30	0.2	0.01	0.04	2.95	0.01	0.25	22
16	0	76	1	5	44	0.8	0.02	0.07	2.62	0.01	0.25	27
14	0	79	1	5	42	0.6	0.02	0.05	2.84	0.01	0.24	24
7	0	44	1	3	24	0.2	0.01	0.03	3.21	0.01	0.21	18
13	0	82	1	6	47	0.6	0.02	0.05	2.89	0.01	0.19	23
9	0	31	1	2	17	0.3	0.01	0.02	3.00	0.01	0.21	19
18	0	126	2	9	65	0.4	0.04	0.08	2.31	0.01	0.20	30
21	0	146	2	10	77	0.4	0.04	0.10	2.11	0.01	0.20	32
25	0.1	178	2	13	94	1.4	0.05	0.12	1.85	0.01	0.20	36
17	0	117	1	8	64	0.4	0.03	0.07	2.37	0.01	0.18	26
20	0	135	1	9	76	0.4	0.03	0.08	2.19	0.01	0.18	28
29	0.1	210	2	13	116	1.4	0.05	0.13	1.53	0.01	0.16	34
12	0	75	1	5	43	0.4	0.02	0.05	2.80	0.01	0.21	23
13	0	85	1	6	47	0.4	0.03	0.06	2.70	0.01	0.21	25
22	0	152	1	10	85	1.4	0.05	0.12	2.14	0	0.22	33
18	0	152	1	10	81	1.1	0.04	0.11	2.60	0.01	0.21	30
66	0.2	355	5	23	188	1.6	0.09	0.17	0.19	0.01	0.13	63
82	0.2	262	5	16	131	1.4	0.08	0.15	1.07	0.01	0.20	58
47	0.1	337	4	20	173	1.1	0.07	0.14	0.78	0.01	0.17	61
22	0	138	2	9	76	1.0	0.04	0.09	2.43	0.03	0.24	30
22	0.1	74	2	5	52	0.9	0.04	0.11	2.78	0	0.23	37
42	0.1	228	4	13	250	3.0	0.17	2.28	0.71	0.05	0.43	182
61	0.2	213	5	9	152	3.4	0.35	0.65	1.97	0.02	0.32	236

3. 主菜類

	食品名 たんぱく質　A：25%≦，B：50%≦，C：75%≦，D：99%≦	100kcal当たり			
		重量	PFCエネルギー比		
			たんぱく質	脂質	炭水化物
		g	kcal		
肉類	尾　生　A	20	10	90	0
	ローストビーフ　B	51	44	54	2
	コンビーフ缶詰　B	49	39	58	3
	味付け缶詰　B	64	49	25	25
	ビーフジャーキー　C	32	70	22	8
	スモークタン　B	35	26	73	1
	くじら				
	肉　赤肉　生　D	94	96	4	1
	うねす　生　A	27	21	79	0
	しか　赤肉　生　D	91	85	13	2
	ぶた類				
	かた　脂身つき　生　B	46	36	64	0
	皮下脂肪なし　生　B	58	48	51	0
	赤肉　生　C	80	71	29	1
	かたロース　脂身つき　生　B	39	28	71	0
	皮下脂肪なし　生　B	44	33	67	0
	赤肉　生　C	64	53	47	0
	ロース　脂身つき　生　B	38	31	69	0
	焼き　B	31	34	65	0
	ゆで　B	30	31	69	0
	皮下脂肪なし　生　B	49	44	55	1
	赤肉　生　C	67	64	35	1
	ばら　脂身つき　生　A	26	16	84	0
	もも　脂身つき　生　B	55	47	52	0
	皮下脂肪なし　生　C	68	61	38	1
	赤肉　生　C	78	73	26	1
	そともも　脂身つき　生　B	42	34	66	0
	皮下脂肪なし　生　B	54	46	54	0
	赤肉　生　C	70	63	36	1
	ヒレ　赤肉　生　C	87	84	16	1

100kcal当たり												
無機質							ビタミン		脂肪酸			コレステロール
ナトリウム	食塩相当量	カリウム	カルシウム	マグネシウム	リン	鉄	B_1	B_2	飽和	n-3系不飽和	n-6系不飽和	
mg	g	mg					mg		g			mg
10	0	22	1	3	17	0.4	0.01	0.03	2.68	0	0.26	15
158	0.4	133	3	12	102	1.2	0.04	0.13	2.19	0.03	0.17	36
340	0.9	54	7	6	59	1.7	0.01	0.07	3.13	0.03	0.12	33
462	1.2	115	5	10	71	2.2	0.21	0.12	1.17	0.03	0.07	31
603	1.5	241	4	17	133	2.0	0.04	0.14	0.67	0.05	0.16	48
223	0.6	67	2	6	53	0.9	0.03	0.10	3.17	0.05	0.24	42
58	0.2	245	3	27	198	2.4	0.06	0.22	0.08	0.04	0.02	36
40	0.1	19	2	3	26	0.1	0.03	0.05	1.67	1.54	0.32	51
53	0.1	317	4	24	181	2.8	0.19	0.32	0.40	0.08	0.10	63
25	0	148	2	10	83	0.2	0.31	0.11	2.43	0.05	0.72	30
32	0.1	198	2	13	111	0.2	0.41	0.15	1.90	0.03	0.57	37
46	0.1	289	3	19	160	0.9	0.60	0.22	0.94	0.02	0.30	51
21	0	118	2	7	63	0.2	0.25	0.09	2.87	0.05	0.79	27
25	0	137	2	8	75	0.2	0.29	0.11	2.65	0.04	0.71	31
39	0.1	217	3	13	121	0.7	0.46	0.18	1.76	0.02	0.40	43
16	0	118	2	8	68	0.1	0.26	0.06	2.98	0.04	0.80	23
16	0	122	2	9	76	0.1	0.27	0.06	2.85	0.04	0.74	23
8	0	55	2	6	43	0.1	0.16	0.05	3.01	0.04	0.80	23
22	0	168	2	12	99	0.1	0.37	0.08	2.34	0.03	0.60	30
32	0.1	240	3	17	140	0.5	0.53	0.12	1.38	0.01	0.30	41
12	0	65	1	4	36	0.2	0.14	0.03	3.36	0.04	1.00	18
26	0.1	191	2	13	109	0.4	0.49	0.11	1.96	0.03	0.64	37
33	0.1	243	3	17	142	0.5	0.64	0.15	1.36	0.02	0.44	45
39	0.1	289	3	20	172	0.7	0.75	0.18	0.88	0.02	0.27	52
22	0	136	2	9	81	0.2	0.34	0.08	2.46	0.04	0.81	29
29	0.1	182	2	12	107	0.3	0.46	0.11	1.98	0.03	0.62	37
40	0.1	252	3	17	147	0.6	0.63	0.15	1.25	0.01	0.33	48
38	0.1	357	3	24	200	1.0	0.85	0.23	0.49	0.01	0.19	56

3. 主菜類

たんぱく質　A：25%≦，B：50%≦，C：75%≦，D：99%≦

食品名	重量 (g)	100kcal当たり PFCエネルギー比 (kcal)		
		たんぱく質	脂質	炭水化物
ぶた加工品				
ひき肉　生　B	45	36	64	0
ハム　骨付　B	46	30	68	1
ボンレス　C	85	63	31	6
ロース　B	51	34	64	3
ショルダー　B	43	28	71	1
プレス　C	85	52	34	13
混合プレス　C	94	54	35	11
チョップド　B	74	35	28	38
ベーコン　A	25	13	87	0
ロース　B	47	32	62	6
ショルダー　B	54	37	58	5
ソーセージ　ウインナー　A	31	16	80	4
セミドライ　A	29	18	79	3
ドライ　A	20	20	78	2
フランクフルト　A	34	17	75	8
ボロニアソーセージ　A	40	20	75	5
リオナソーセージ　A	52	31	61	8
レバーソーセージ　A	27	16	82	2
混合ソーセージ　A	37	17	76	7
焼き豚　B	58	45	43	12
ゼラチン　D	29	99	1	0
その他				
マトン　ロース　脂身つき　生　B	42	32	68	0
ラム　ロース　脂身つき　生　B	44	33	66	0
あいがも　肉　皮つき　生　A	30	18	82	0
うずら　肉　皮つき　生　B	48	42	58	0
若鶏				
手羽　皮つき　生　B	47	35	65	0
むね　皮つき　生　B	52	43	57	0

肉類

3. 主菜類

100kcal当たり											
ナトリウム	食塩相当量	無機質					ビタミン		脂肪酸			コレステロール
^	^	カリウム	カルシウム	マグネシウム	リン	鉄	B₁	B₂	飽和	n-3系不飽和	n-6系不飽和	^
mg	g	mg	mg	mg	mg	mg	mg	mg	g	g	g	mg
26	0	141	3	9	77	0.5	0.28	0.10	2.59	0.05	0.72	34
442	1.1	91	3	9	96	0.3	0.11	0.11	2.35	0.06	0.72	29
932	2.4	220	7	17	288	0.6	0.76	0.24	1.00	0.05	0.42	42
509	1.3	132	5	10	173	0.3	0.31	0.06	2.54	0.07	0.64	20
278	0.7	126	3	8	117	0.4	0.30	0.15	2.56	0.07	0.88	24
790	2.0	127	7	11	221	1.0	0.47	0.15	1.28	0.07	0.31	37
826	2.1	131	10	11	197	1.0	0.09	0.17	1.24	0.12	0.42	29
739	1.8	214	11	13	192	0.6	0.13	0.15	0.84	0.05	0.52	29
198	0.5	52	1	4	57	0.1	0.12	0.03	3.66	0.07	0.81	12
412	1.0	123	3	9	128	0.2	0.28	0.09	2.33	0.09	0.95	24
506	1.3	129	6	9	156	0.4	0.31	0.18	2.07	0.05	0.60	27
227	0.6	56	2	4	59	0.2	0.08	0.04	3.15	0.06	1.05	18
324	0.8	74	3	5	65	0.6	0.07	0.05	3.29	0.13	0.90	24
282	0.7	74	3	4	48	0.5	0.04	0.06	3.22	0.12	0.79	20
248	0.6	67	4	4	57	0.3	0.07	0.04	2.95	0.08	0.95	20
331	0.8	72	4	5	84	0.4	0.08	0.05	3.07	0.09	0.86	26
473	1.2	104	7	8	125	0.5	0.17	0.07	2.37	0.10	0.85	25
177	0.5	41	4	4	54	0.9	0.06	0.39	2.56	0.06	0.84	23
314	0.8	41	6	5	70	0.5	0.04	0.04	2.50	0.13	0.57	14
541	1.4	169	5	12	151	0.4	0.49	0.12	1.46	0.05	0.55	27
76	0.2	2	5	1	2	0.2	0	0	0.03	0	0.01	1
23	0	93	2	7	51	1.0	0.03	0.09	2.77	0.07	0.25	33
24	0	119	4	7	44	0.7	0.06	0.10	2.52	0.09	0.25	32
19	0.1	66	2	5	39	0.6	0.07	0.11	2.41	0.10	1.61	26
17	0	134	7	13	48	1.4	0.06	0.24	1.41	0.12	2.09	58
36	0.1	85	5	7	47	0.2	0.02	0.05	1.99	0.07	0.96	57
20	0.1	157	2	12	89	0.2	0.04	0.05	1.84	0.04	0.76	41

3. 主菜類

	食品名 たんぱく質　A：25%≦，B：50%≦，C：75%≦，D：99%≦	100kcal当たり 重量 g	PFCエネルギー比 たんぱく質 kcal	脂質	炭水化物
肉類	むね　皮なし　生　D	92	87	13	0
	もも　皮つき　生　B	50	34	66	0
	焼き　B	44	46	54	0
	ゆで　B	45	40	60	0
	皮なし　生　C	86	68	32	0
	焼き　C	67	72	28	0
	ゆで　C	69	73	27	0
	ささ身　生　D	96	93	7	0
たまご類	うこっけい全卵　生　B	57	30	70	1
	うずら全卵　生　B	56	30	69	1
	うずら卵　水煮缶詰　B	55	26	73	1
	全卵　生　B	66	35	64	1
	ゆで　B	66	37	62	1
	ポーチドエッグ　B	61	32	67	0
	水煮缶詰　B	68	32	68	Ø
	卵黄　生　A	26	18	81	0
	ゆで　A	26	19	81	0
	卵白　生　D	214	97	Ø	3
	ゆで　D	199	97	Ø	3
	たまご豆腐　B	127	33	57	10
	厚焼きたまご　B	66	29	54	17
	だし巻きたまご　B	78	35	63	2
	ピータン　B	47	28	72	0

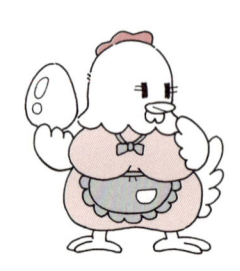

3. 主菜類

					100kcal当たり							
		無機質					ビタミン		脂肪酸			
ナトリウム	食塩相当量	カリウム	カルシウム	マグネシウム	リン	鉄	B₁	B₂	飽和	n-3系不飽和	n-6系不飽和	コレステロール
mg	g	mg	mg	mg	mg	mg	mg	mg	g	g	g	mg
39	0.1	323	4	25	185	0.2	0.07	0.09	0.36	0.02	0.18	65
29	0	135	2	9	80	0.2	0.03	0.09	2.15	0.04	0.86	49
38	0.1	157	3	12	96	0.4	0.05	0.12	1.67	0.03	0.68	61
21	0	94	4	10	72	0.4	0.03	0.09	1.86	0.04	0.76	58
59	0.2	293	4	20	164	0.6	0.07	0.19	0.93	0.03	0.45	79
55	0.1	269	5	19	141	0.7	0.07	0.18	0.73	0.02	0.37	81
38	0.1	187	7	17	125	0.6	0.06	0.14	0.74	0.02	0.35	90
32	0.1	402	3	30	210	0.2	0.09	0.11	0.16	0.01	0.11	64
80	0.2	85	30	6	125	1.3	0.06	0.18	2.05	0.12	0.97	313
73	0.2	84	34	6	123	1.7	0.08	0.40	2.16	0.18	0.71	263
115	0.3	15	26	4	88	1.5	0.02	0.18	2.32	0.19	0.79	269
93	0.3	86	34	7	119	1.2	0.04	0.28	1.88	0.11	0.99	278
86	0.2	86	34	7	119	1.2	0.04	0.27	1.79	0.11	0.97	278
67	0.2	61	34	7	122	1.3	0.04	0.24	1.96	0.11	1.02	256
212	0.5	17	27	5	102	1.2	0.01	0.21	2.03	0.12	1.02	273
12	0	22	39	3	147	1.6	0.05	0.13	2.38	0.14	1.25	362
12	0	23	39	3	148	1.5	0.05	0.13	2.33	0.14	1.26	362
384	1.1	299	13	23	23	0	0	0.83	0	0	0	2
338	0.8	278	14	22	22	0	0.02	0.70	0.02	0	0	2
471	1.1	117	34	10	121	1.1	0.04	0.25	1.72	0.10	0.93	280
292	0.7	86	29	7	106	1.0	0.03	0.22	1.56	0.13	0.97	232
360	0.9	102	36	9	125	1.3	0.05	0.27	1.87	0.13	1.07	290
364	0.9	30	42	3	107	1.4	0	0.13	1.43	0.11	0.65	317

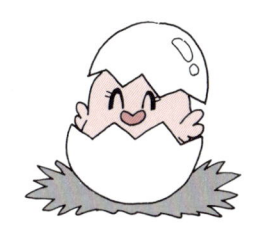

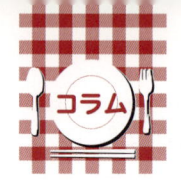

コラム　調味料・加工食品・料理の食塩摂取の目安

食塩量（g）	調味料使用量	加工食品						その他
		穀類	豆類	魚介類	肉類	野菜類	海藻類	
0.25	食塩を二本指でつまむ マヨネーズ 大さじ１杯	クロワッサン 1/3個	うぐいす豆 １人前 おたふく豆 １人前 がんもどき１枚	えび佃煮 １人前 削り節佃煮 １人前			味付けのり １袋 とろろこんぶ １人前	
0.5	減塩醤油 小さじ１杯 トマトケチャップ 大さじ１杯 チリソース 大さじ１杯	焼きおにぎり １個 食パン １枚 ロールパン１個 フランスパン ２枚	ふき豆 １人前 ぶどう豆 １人前	しめさば３切れ 塩さば小１切れ さんま開き干し 1/3尾 あみ佃煮 １人前	ベーコン２枚 ローストビーフ ２枚 ウインナーソーセージ２本 フランクフルト	白菜ぬか漬け １人前 なすぬか漬け １人前 わさび漬け １人前	もずく１人前 佃煮こんぶ １人前	チーズ類 １人前
0.75		即席中華焼きそば １包装		ししゃも４匹 イクラ 大さじ２杯 干しかれい １尾 こうなご佃煮 １人前		大根ぬか漬け １人前 きゅうりぬか漬け １人前 白菜塩漬け １人前 なす塩漬け １人前		すまし汁１杯
1	食塩 小さじ1/5杯 醤油小さじ１杯 辛口みそ 小さじ１杯 中濃ソース 大さじ１杯 減塩みそ 大さじ１杯 フレンチドレッシング（分離） 大さじ２杯	デニッシュ １個		あさり佃煮 １人前 かつお角煮 １人前	コンビーフ 1/5缶	たくわん １人前 うす塩梅干し １個 メンマ１人前	塩こんぶ １人前 のり佃煮 １人前	
1.5	オイスターソース 大さじ1杯 中華ドレッシング 大さじ1杯	カレーパン １個		さつま揚げ １枚 たらこ佃煮 １人前	焼き豚 ６枚 牛味付缶詰 １人前	キムチ白菜 １人前		みそ汁 １杯
2			金山寺みそ １人前	新巻１切れ すじこ１人前		梅干し １個		インスタントみそ汁
2.5				さけ粕漬１切れ 塩さけ １切れ（甘塩）				
3				蒸し竹輪４本 いか塩辛１人前				
4		カップめん						
4.5				塩さけ１切れ				
5	塩小さじ１杯	即席めん類 １人前						
6				塩さけ1切れ(普通)				

注意：１）食塩は身体の中でナトリウムとクロールに分かれます。ナトリウムは消化液を作るのに大切ですが、血圧やむくみなどに影響を与える成分です。

２）食塩は量が少ないので、調味料で使用するときは「食塩１g」を醤油小さじ１杯（5m*l*）、ソース大さじ１杯など、量を多くして使用します。弁当などに付いている醤油やソースなどのフタ付き容器も、１個で食塩の相当量がわかると便利に活用できます。

３）料理や加工食品に含まれる食塩の目安を掲載したので参考にしてください。また、包装に食塩量が記載されている場合は、１包装であるか、100g当たりであるかを見て食塩量を考えます。
醤油小さじ１杯＝食塩１gとします。

コラム

体重・BMI変換表（ボディ・マス・インデックス＝体格指数）

身長（cm）	体重（kg） BMI 22	25	30	35
145	46.3	52.6	63.1	73.6
146	46.9	53.3	63.9	74.6
147	47.5	54.0	64.8	75.6
148	48.2	54.8	65.7	76.7
149	48.8	55.5	66.6	77.7
150	49.5	56.3	67.5	78.8
151	50.2	57.0	68.4	79.8
152	50.8	57.8	69.3	80.9
153	51.5	58.5	70.2	81.9
154	52.2	59.3	71.1	83.0
155	52.9	60.1	72.1	84.1
156	53.5	60.8	73.0	85.2
157	54.2	61.6	73.9	86.3
158	54.9	62.4	74.9	87.4
159	55.6	63.2	75.8	88.5
160	56.3	64.0	76.8	89.6
161	57.0	64.8	77.8	90.7
162	57.7	65.6	78.7	91.9
163	58.5	66.4	79.7	93.0
164	59.2	67.2	80.7	94.1
165	59.9	68.1	81.7	95.3
166	60.6	68.9	82.7	96.4
167	61.4	69.7	83.7	97.6
168	62.1	70.6	84.7	98.8
169	62.8	71.4	85.7	100.0

身長（cm）	体重（kg） BMI 22	25	30	35
170	63.6	72.3	86.7	101.2
171	64.3	73.1	87.7	102.3
172	65.1	74.0	88.8	103.5
173	65.8	74.8	89.8	104.8
174	66.6	75.7	90.8	106.0
175	67.4	76.6	91.9	107.2
176	68.1	77.4	92.9	108.4
177	68.9	78.3	94.0	109.7
178	69.7	79.2	95.1	110.9
179	70.5	80.1	96.1	112.1
180	71.3	81.0	97.2	113.4
181	72.1	81.9	98.3	114.7
182	72.9	82.8	99.4	115.9
183	73.7	83.7	100.5	117.2
184	74.5	84.6	101.6	118.5
185	75.3	85.6	102.7	119.8
186	76.1	86.5	103.8	121.1
187	76.9	87.4	104.9	122.4
188	77.8	88.4	106.0	123.7
189	78.6	89.3	107.2	125.0

医学などの現場では肥満度の目安として「BMI」が利用されています。

体重（kg）÷［身長（m）2乗］＝BMI

BMI 18.5～24.9は普通、25以上は肥満。
ただし、BMIの数値自体が体脂肪量を正確に反映するものではなく、スポーツ選手のように筋肉質の人も同じと計算されますので、注意が必要です。
（例）身長が1m70cmでは、1.7×1.7×22＝63.58が標準体重となります。

コラム

4. 牛乳・乳製品類

食品名	重量	100kcal当たり PFCエネルギー比		
たんぱく質　A：25%≦，B：50%≦，C：75%≦，D：99%≦	g	たんぱく質 kcal	脂質	炭水化物
生乳　ジャージー種　A	125	19	58	23
ホルスタイン種　A	152	21	52	28
普通牛乳　A	149	21	52	28
加工乳　濃厚　A	136	20	52	27
低脂肪　B	215	35	20	46
脱脂乳　B	299	43	3	54
乳飲料　コーヒー　A	180	16	32	52
フルーツ　A	216	10	4	86
脱脂粉乳　B	28	40	3	57
ヨーグルト　全脂無糖　A	162	25	45	31
脱脂加糖　B	150	26	3	71
ドリンクタイプ　A	154	18	7	75
乳酸菌飲料　乳製品　A	141	6	1	93
殺菌乳製品　A	46	3	0	97
非乳製品　A	174	3	0	97
ナチュラルチーズ　エダム　B	28	34	64	2
エメンタール　B	23	27	72	1
カテージ　C	96	54	39	7
カマンベール　B	32	26	73	1
クリーム　A	29	10	87	3
ゴーダ　B	26	29	70	1
チェダー　B	24	26	73	1
パルメザン　B	21	39	59	2
ブルー　A	29	23	76	1
プロセスチーズ　B	29	28	70	1
チーズスプレッド　A	33	22	77	1
アイスクリーム　高脂肪　A	47	7	51	42
普通脂肪　A	55	9	40	51
アイスミルク　A	60	8	35	57
ソフトクリーム　A	68	10	35	55

100kcal当たり												
無機質							ビタミン		脂肪酸			コレステロール
ナトリウム	食塩相当量	カリウム	カルシウム	マグネシウム	リン	鉄	B_1	B_2	飽和	n-3系不飽和	n-6系不飽和	
mg	g	mg					mg		g			mg
69	0.1	175	162	16	137	0.1	0.02	0.26	4.21	0.02	0.20	21
61	0.2	213	168	15	139	0	0.06	0.23	3.60	0.03	0.20	18
61	0.1	223	163	15	138	0	0.06	0.22	3.46	0.03	0.15	18
75	0.1	232	150	18	136	0.1	0.04	0.23	3.71	0.03	0.16	22
129	0.4	409	280	30	194	0.2	0.09	0.39	1.44	0	0.06	13
149	0.3	448	299	30	284	0.3	0.12	0.45	0.21	0	0	9
54	0.2	153	144	18	99	0.2	0.04	0.16	2.37	0.04	0.09	14
43	0.2	141	87	13	78	0	0.02	0.13	0.28	0	0.02	4
159	0.4	502	306	31	279	0.1	0.08	0.45	0.12	0	0.01	7
78	0.2	276	195	19	162	0	0.06	0.23	2.97	0.02	0.13	19
90	0.3	225	180	33	150	0.2	0.05	0.23	0.20	0	0.02	6
77	0.2	200	169	17	123	0.2	0.02	0.18	0.51	0	0.02	5
25	0	68	61	7	42	0	0.01	0.07	0.04	0	0	1
9	0	28	25	3	18	0	0.01	0.04	0.03	0	0	1
33	0	56	30	3	21	0	0	0	0	0	0	2
219	0.6	18	185	11	132	0.1	0.01	0.12	4.48	0.04	0.10	18
117	0.3	26	280	7	168	0.1	0	0.11	4.42	0.08	0.12	20
382	1.0	48	53	4	124	0.1	0.02	0.14	2.61	0.02	0.10	19
258	0.6	39	148	6	106	0.1	0.01	0.15	4.79	0.05	0.17	28
75	0.2	20	20	2	25	0	0.01	0.06	5.86	0.07	0.18	29
211	0.5	20	179	8	129	0.1	0.01	0.09	4.67	0.05	0.13	22
189	0.5	20	175	6	118	0.1	0.01	0.11	4.85	0.06	0.13	24
316	0.8	25	274	12	179	0.1	0.01	0.14	3.82	0.06	0.14	20
430	1.1	34	169	5	126	0.1	0.01	0.12	4.92	0.04	0.19	26
324	0.8	18	186	6	215	0.1	0.01	0.11	4.72	0.05	0.12	23
328	0.8	16	151	5	203	0.1	0.01	0.11	5.17	0.06	0.15	29
38	0.1	76	61	7	52	0	0.03	0.09	3.29	0.04	0.22	15
61	0.2	105	78	7	67	0.1	0.03	0.11	2.57	0.03	0.17	29
45	0.1	84	66	8	60	0.1	0.02	0.08	2.78	0.01	0.08	11
45	0.1	130	89	10	75	0.1	0.03	0.15	2.53	0.02	0.11	9

5. デザート（果実類）

食品名	100kcal当たり			
	重量	PFCエネルギー比		
		たんぱく質	脂質	炭水化物
	g	kcal		
あけび　果肉　生	122	2	1	97
果皮　生	290	3	7	90
アセロラ　生　酸味種	281	7	2	91
甘味種	281	7	2	91
アセロラ　10%果汁入り飲料	236	1	0	99
アテモヤ　生	126	8	4	88
アボカド　生	53	4	84	12
あんず　生	274	9	7	84
乾	35	11	1	88
缶詰	123	2	4	93
いちご　生	290	9	2	89
いちじく　生	184	4	2	95
乾	34	5	2	94
缶詰	124	2	1	96
いよかん　砂じょう　生	216	7	2	92
うめ　生	359	8	15	77
うめ　20%果汁入り飲料	203	Ø	Ø	100
温州みかん　薄皮とも　早生　生	220	4	2	94
普通　生	216	5	2	93
薄皮なし　早生　生	231	4	2	94
普通　生	224	5	2	93
ストレートジュース	246	4	2	94
濃縮還元ジュース	262	4	2	93
果粒入りジュース	211	1	Ø	99
50%果汁入り飲料	168	1	Ø	99
缶詰　果肉	156	3	1	95
液汁	158	2	1	97
ネーブル　薄皮なし　生	216	7	2	92
バレンシアオレンジ　薄皮なし　生（福原オレンジ以外）	253	9	2	89
福原オレンジ　薄皮なし　生	253	9	2	89

5. デザート（果実類）

100kcal当たり												
無機質							ビタミン		脂肪酸			
ナトリウム	食塩相当量	カリウム	カルシウム	マグネシウム	リン	鉄	B_1	B_2	飽和	n-3系不飽和	n-6系不飽和	食物繊維
mg	g	mg					mg		g			g
0	0	116	13	17	27	0.4	0.09	0.04	0.02	0.01	0.01	1.3
6	0	696	52	26	38	0.3	0.09	0.17	0.11	0.08	0.10	9.0
20	0	365	31	28	51	1.4	0.08	0.11	0.03	0	0.03	5.3
20	0	365	31	28	51	1.4	0.08	0.11	0.03	0	0.03	5.3
2	0	31	2	2	5	0.2	0	0	0	0	0	0.5
5	0	429	33	37	30	0.4	0.10	0.15	0.06	0.05	0.06	4.2
4	0	385	5	18	29	0.4	0.05	0.11	1.71	0.07	1.08	2.8
5	0	548	25	22	41	0.8	0.05	0.05	0.11	0.08	0.09	4.4
5	0	452	24	16	42	0.8	0	0.01	0.02	0.01	0.02	3.4
5	0	234	22	9	17	0.2	0.01	0.01	0.06	0.05	0.06	1.0
0	0	493	49	38	90	0.9	0.09	0.06	0.03	0.06	0.09	4.1
4	0	313	48	26	29	0.6	0.06	0.06	0.02	0.02	0.02	3.5
3	0	287	44	21	26	0.5	0.02	0.02	0.03	0.02	0.02	3.7
10	0	137	37	10	16	0.1	0.02	0.02	0.02	0.01	0.01	1.5
4	0	410	37	30	39	0.4	0.13	0.06	0.03	0.02	0.02	2.4
7	0	861	43	29	50	2.2	0.11	0.18	0.23	0.16	0.21	9.0
71	0.2	61	2	4	4	0.4	0	0	0	0	0	0.2
2	0	287	37	24	26	0.2	0.15	0.09	0.01	0.01	0.02	1.5
2	0	323	45	24	32	0.4	0.22	0.06	0.02	0	0.02	2.2
2	0	301	25	23	28	0.2	0.16	0.07	0.02	0.01	0.02	0.9
2	0	336	34	22	34	0.2	0.20	0.07	0.02	0	0.02	0.9
2	0	320	20	20	27	0.5	0.15	0.02	0.02	0	0.02	
3	0	288	16	24	24	0.3	0.16	0.10	0.03	0	0.03	
8	0	70	11	6	8	0.2	0.04	0.02	0	0	0	
2	0	106	7	7	8	0.2	0.05	0.02	0	0	0	0.2
6	0	117	12	11	12	0.6	0.08	0.03	0.02	0	0.02	0.8
6	0	118	8	9	11	0.5	0.06	0.03	0.02	0	0.02	
2	0	388	52	19	47	0.4	0.15	0.09	0.03	0.02	0.02	2.2
3	0	355	53	28	61	0.8	0.25	0.08	0.03	0.02	0.03	2.0
3	0	355	53	28	61	0.8	0.25	0.08	0.03	0.02	0.03	2.0

デザート（果実類）

5. デザート（果実類）

食品名	重量	100kcal当たり PFCエネルギー比		
		たんぱく質	脂質	炭水化物
	g	kcal		
バレンシアオレンジ　ストレートジュース	236	6	0	94
濃縮還元ジュース	240	6	2	92
50%果汁入り飲料	215	3	4	93
オロブランコ　薄皮なし　生	251	7	2	91
甘がき　生	166	2	3	95
渋抜きがき　生	158	3	1	96
干しがき	36	2	5	93
かぼす　果汁　生	398	5	3	91
かりん　生	147	2	1	97
キウイフルーツ　生	189	6	2	92
キワノ　生	242	12	18	70
きんかん　全果　生	142	2	8	89
グァバ　生　赤肉種	260	5	2	93
白肉種	260	5	2	93
20%果汁入り飲料（ネクター）	198	1	2	97
10%果汁入り飲料	198	1	2	97
グズベリー　生	193	6	2	92
ぐみ　生	147	6	2	91
グレープフルーツ　薄皮なし　生　白肉種	260	8	2	90
紅肉種	260	8	2	90
ストレートジュース	250	5	2	93
濃縮還元ジュース	287	7	2	91
50%果汁入り飲料	219	3	0	97
缶詰	142	3	0	97
ごれんし　生	331	8	3	89
さくらんぼ　国産　生	167	6	3	92
米国産　生	151	6	1	93
缶詰	136	3	1	96
ざくろ　生	177	1	0	99
さんぼうかん　薄皮なし　生	227	5	6	89

100kcal当たり												
無機質							ビタミン		脂肪酸			
ナトリウム	食塩相当量	カリウム	カルシウム	マグネシウム	リン	鉄	B1	B2	飽和	n-3系不飽和	n-6系不飽和	食物繊維
mg	g	mg					mg		g			g
2	0	426	21	24	47	0.2	0.17	0.02	0	0	0	0.7
2	0	456	22	24	43	0.2	0.17	0.05	0.03	0.02	0.03	0.5
4	0	212	11	13	21	0.2	0.09	0.02	0.06	0.04	0.05	0.2
3	0	376	30	23	48	0.5	0.23	0.05	0.03	0.02	0.03	2.3
2	0	282	15	10	23	0.3	0.05	0.03	0.03	0.03	0	2.7
2	0	316	11	9	25	0.2	0.03	0.03	0.02	0.02	0	4.4
1	0	243	10	9	22	0.2	0.01	0	0.05	0.07	0.01	5.0
4	0	557	28	32	32	0.4	0.08	0.08	0.05	0.04	0.05	0.4
3	0	397	18	18	25	0.4	0.01	0.04	0.02	0.01	0.02	13.1
4	0	549	63	25	61	0.6	0.02	0.04	0.02	0.08	0.02	4.7
5	0	411	24	82	102	1.0	0.07	0.02	0.28	0.20	0.25	6.3
3	0	255	113	27	17	0.4	0.14	0.09	0.13	0.10	0.14	6.5
8	0	623	21	21	42	0.3	0.08	0.10	0.03	0.02	0.03	13.3
8	0	623	21	21	42	0.3	0.08	0.10	0.03	0.02	0.03	13.3
8	0	97	6	4	6	0.4	0	0.02	0.03	0.02	0.02	1.6
14	0	55	6	40	4	0.2	0	0	0.03	0.02	0.02	0.4
2	0	387	27	19	46	2.5	0.04	0.04	0.02	0.02	0.02	4.8
3	0	191	15	6	35	0.3	0.01	0.06	0.04	0.03	0.03	2.9
3	0	364	39	23	44	0	0.18	0.08	0.03	0.02	0.03	1.6
3	0	364	39	23	44	0	0.18	0.08	0.03	0.02	0.03	1.6
3	0	451	23	23	30	0.3	0.10	0.03	0.03	0.02	0.03	0.3
3	0	459	26	26	34	0.3	0.17	0.06	0.04	0.03	0.03	0.6
9	0	197	15	13	13	0.2	0.04	0	0	0	0	0.2
3	0	156	18	9	14	0.1	0.04	0	0	0	0	0.9
3	0	464	17	30	33	0.7	0.10	0.07	0.04	0.03	0.04	6.0
2	0	351	22	10	28	0.5	0.05	0.05	0.04	0.03	0.04	2.0
2	0	391	23	18	35	0.5	0.05	0.05	0.02	0.01	0.02	2.1
4	0	136	14	7	16	0.5	0.01	0.01	0.02	0.01	0.02	1.4
2	0	443	14	11	27	0.2	0.02	0.02	0	0	0	
5	0	635	52	25	43	0.5	0.16	0.07	0.09	0.06	0.08	2.0

5. デザート（果実類）

食品名	重量	100kcal当たり PFCエネルギー比		
		たんぱく質	脂質	炭水化物
	g	kcal		
シイクワシャー 果汁 生	402	11	3	86
10%果汁入り飲料	210	1	0	99
すいか 生 赤肉種	270	5	2	92
黄肉種	270	5	2	92
すだち 果皮 生	148	9	4	87
果汁 生	492	8	4	88
にほんすもも 生	226	5	19	77
プルーン 生	206	5	2	93
乾	43	4	1	96
だいだい 果汁 生	412	4	7	89
タンゴール 薄皮なし 生	202	6	2	92
タンゼロ 薄皮なし 生	203	8	2	91
チェリモヤ 生	128	6	3	91
ドリアン 生	75	6	21	73
日本なし 生	235	2	2	96
缶詰	129	1	1	98
中国なし 生	212	1	2	97
西洋なし 生	186	2	2	97
缶詰	118	1	1	98
なつみかん 薄皮なし 生	251	8	2	90
缶詰	124	2	1	96
なつめ 乾	35	5	6	90
なつめやし 乾	38	3	1	97
パイナップル 生	196	4	2	94
ストレートジュース	241	2	2	96
濃縮還元ジュース	243	1	2	97
50%果汁入り飲料	198	2	2	96
缶詰	119	2	1	97
砂糖漬	28	1	1	99
ハスカップ 生	187	4	9	86

100kcal当たり												
無機質							ビタミン		脂肪酸			
ナトリウム	食塩相当量	カリウム	カルシウム	マグネシウム	リン	鉄	B1	B2	飽和	n-3系不飽和	n-6系不飽和	食物繊維
mg	g	mg					mg		g			g
8	0	724	68	60	32	0.4	0.32	0.12	0.05	0.04	0.05	1.2
4	0	27	11	2	2	0.2	0	0	0	0	0	
3	0	324	11	30	22	0.5	0.08	0.05	0.03	0.02	0.03	0.8
3	0	324	11	30	22	0.5	0.08	0.05	0.03	0.02	0.03	0.8
1	0	429	222	38	25	0.6	0.06	0.13	0.06	0.04	0.05	14.9
5	0	688	79	74	54	1.0	0.15	0.10	0.06	0.05	0.06	0.5
2	0	339	11	11	32	0.5	0.05	0.05	0.29	0.21	0.26	3.6
2	0	453	12	14	29	0.4	0.06	0.06	0.03	0.02	0.02	3.9
0	0	205	17	17	19	0.4	0.03	0.03	0.01	0.01	0.01	3.1
4	0	782	41	41	33	0.4	0.12	0.08	0.11	0.08	0.09	
4	0	363	14	18	36	0	0.18	0.06	0.03	0.02	0.02	1.0
4	0	407	49	33	37	0.4	0.02	0.08	0.03	0.02	0.02	1.6
10	0	294	12	15	26	0.3	0.12	0.12	0.05	0.04	0.04	2.8
0	0	384	4	20	27	0.2	0.25	0.15	0.89	0.09	0.12	1.6
0	0	329	5	12	26	0	0.05	0	0.03	0.02	0.03	2.1
5	0	97	4	5	8	0.3	0	0	0.02	0.01	0.01	0.9
2	0	296	4	11	17	0.2	0.04	0.02	0.03	0.02	0.02	3.0
0	0	261	9	7	24	0.2	0.04	0.02	0.02	0.02	0.02	3.5
1	0	65	5	5	6	0.1	0.01	0.02	0.02	0.01	0.01	1.2
3	0	477	40	25	53	0.5	0.20	0.08	0.03	0.02	0.03	3.0
5	0	114	14	10	15	0.1	0.05	0	0.02	0.01	0.01	0.6
1	0	282	23	14	28	0.5	0.03	0.07	0.09	0.06	0.08	4.4
0	0	207	27	23	22	0.3	0.03	0.02	0.01	0.01	0.01	2.7
0	0	294	20	27	18	0.4	0.16	0.04	0.03	0.02	0.02	2.9
2	0	507	53	24	31	1.0	0.10	0.02	0.03	0.02	0.03	
2	0	462	22	24	29	0.7	0.12	0.05	0.03	0.02	0.03	
2	0	188	12	8	10	0.2	0.06	0.02	0.03	0.02	0.02	
1	0	143	8	11	8	0.4	0.08	0.01	0.02	0.01	0.01	0.6
17	0	7	9	1	1	0.7	0	0.01	0.01	0.01	0.01	0.4
0	0	355	71	21	47	1.1	0.04	0.06	0.14	0.10	0.13	3.9

5. デザート（果実類）

食品名	100kcal当たり			
	重量	PFCエネルギー比		
		たんぱく質	脂質	炭水化物
	g	kcal		
はっさく　薄皮なし　生	223	6	2	92
パッションフルーツ　果汁　生	155	4	5	91
バナナ　生	116	4	2	94
乾	33	4	1	95
パパイヤ　完熟　生	266	4	4	91
未熟　生	256	11	2	87
ひゅうがなつ　薄皮あり　生	222	4	2	94
薄皮なし　生	306	6	3	91
びわ　生	250	3	2	95
缶詰	123	1	1	97
ぶどう　生	170	2	1	96
干しぶどう	33	3	1	96
ぶどうストレートジュース	182	2	3	95
濃縮還元ジュース	212	2	5	93
70%果汁入り飲料	191	2	Ø	98
缶詰	119	2	1	97
ブルーベリー　生	204	3	2	95
ぶんたん　薄皮なし　生	260	6	2	92
ざぼん漬	29	0	0	100
ホワイトサポテ　生	135	7	1	92
ぽんかん　薄皮なし　生	253	8	2	90
まくわうり　生　黄肉種	316	9	3	89
白肉種	316	9	3	89
マルメロ　生	178	2	1	97
マンゴー　生	157	3	1	96
マンゴスチン　生	150	3	3	94
メロン　温室　生	240	9	2	89
露地　生　白肉種	240	8	2	90
赤肉種	240	8	2	90
もも　生	253	5	2	93

100kcal当たり												
無機質							ビタミン		脂肪酸			食物繊維
ナトリウム	食塩相当量	カリウム	カルシウム	マグネシウム	リン	鉄	B_1	B_2	飽和	n-3系不飽和	n-6系不飽和	
mg	g	mg					mg		g			g
2	0	401	29	22	38	0.2	0.13	0.07	0.03	0.02	0.03	3.3
8	0	435	6	23	33	0.9	0.02	0.14	0.08	0.06	0.07	
0	0	417	7	37	31	0.3	0.06	0.05	0.03	0.02	0.03	1.3
0	0	435	9	31	28	0.4	0.02	0.04	0.02	0.01	0.02	2.3
16	0	559	53	69	29	0.5	0.05	0.11	0.07	0.05	0.06	5.9
13	0	487	92	49	44	0.8	0.08	0.10	0.03	0.02	0.03	5.6
2	0	289	51	18	24	0.4	0.11	0.07	0.03	0.02	0.03	4.7
3	0	336	15	18	27	0.3	0.18	0.09	0.04	0.03	0.04	2.1
2	0	400	32	35	22	0.2	0.05	0.07	0.03	0.02	0.03	4.0
2	0	74	27	6	4	0.1	0.01	0.01	0.02	0.01	0.01	0.7
2	0	221	10	10	26	0.2	0.07	0.02	0.02	0	0.02	0.9
4	0	246	22	10	30	0.8	0.04	0.01	0.01	0	0.01	1.4
2	0	55	5	26	13	0.2	0.04	0.02	0.05	0.02	0.04	0.2
4	0	51	11	19	15	0.6	0.04	0	0.08	0.02	0.06	0.2
29	0	32	8	11	10	0.2	0	0	0.02	0	0	0.2
4	0	105	12	5	12	1.1	0.02	0.01	0.01	0	0.01	0.2
2	0	143	16	10	18	0.4	0.06	0.06	0.03	0.02	0.02	6.7
3	0	468	34	18	49	0.3	0.08	0.10	0.03	0.02	0.03	2.3
4	0	2	6	2	1	0.1	0	0.01	0	0	0	0.8
0	0	298	18	23	38	0.3	0.07	0.07	0.02	0.01	0.02	4.2
3	0	405	41	23	41	0.3	0.20	0.10	0.03	0.02	0.03	2.5
3	0	886	19	38	25	0.6	0.09	0.09	0.04	0.03	0.04	3.2
3	0	886	19	38	25	0.6	0.09	0.09	0.04	0.03	0.04	3.2
2	0	285	20	12	25	0.2	0.04	0.04	0.02	0.02	0.02	9.1
2	0	267	24	19	19	0.3	0.06	0.09	0.02	0.01	0.02	2.0
1	0	150	9	27	18	0.1	0.16	0.04	0.04	0.03	0.03	2.1
17	0	817	19	31	50	0.7	0.14	0.05	0.03	0.02	0.03	1.2
14	0	841	14	29	31	0.5	0.12	0.05	0.03	0.02	0.03	1.2
14	0	841	14	29	31	0.5	0.12	0.05	0.03	0.02	0.03	1.2
3	0	455	10	18	45	0.3	0.03	0.03	0.03	0.02	0.03	3.3

5. デザート（果実類）

食品名	100kcal当たり			
	重量	PFCエネルギー比		
		たんぱく質	脂質	炭水化物
	g	kcal		
もも　30%果汁入り飲料（ネクター）	208	2	2	96
缶詰　果肉　白肉種	117	2	1	97
黄肉種	117	2	1	97
液汁	123	1	1	97
ネクタリン　生	231	5	6	89
やまもも　生	227	4	4	92
ゆず　果皮　生	169	7	7	86
果汁　生	467	8	4	88
ライチー　生	158	5	1	93
ライム　果汁　生	366	5	3	92
ラズベリー　生	242	9	2	89
りゅうがん　乾	35	6	1	93
りんご　生	185	1	2	97
ストレートジュース	227	2	2	97
濃縮還元ジュース	232	1	4	95
50%果汁入り飲料	216	1	0	99
30%果汁入り飲料	219	0	0	100
缶詰	121	1	1	97
レモン　全果　生	186	6	11	84
果汁　生	381	5	6	88

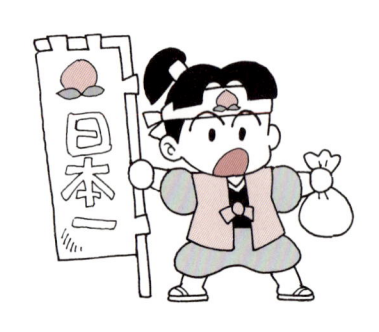

100kcal当たり												
無機質							ビタミン		脂肪酸			
ナトリウム	食塩相当量	カリウム	カルシウム	マグネシウム	リン	鉄	B_1	B_2	飽和	n-3系不飽和	n-6系不飽和	食物繊維
mg	g	mg					mg		g			g
6	0	73	4	4	8	0.4	0	0.02	0.03	0.02	0.02	0.8
5	0	94	4	5	11	0.2	0.01	0.02	0.02	0.01	0.01	1.6
5	0	94	4	5	11	0.2	0.01	0.02	0.02	0.01	0.01	1.6
5	0	98	2	5	9	0.2	0.01	0.01	0.02	0.01	0.01	0.4
2	0	484	12	23	37	0.5	0.05	0.07	0.09	0.06	0.08	3.9
9	0	273	9	16	11	0.9	0.09	0.07	0.06	0.04	0.05	2.5
8	0	236	69	25	15	0.5	0.12	0.17	0.11	0.08	0.10	11.6
5	0	981	93	51	51	0.5	0.23	0.09	0.06	0.04	0.05	1.9
0	0	269	3	21	35	0.3	0.03	0.09	0.02	0.01	0.02	1.4
4	0	586	59	33	59	0.7	0.11	0.07	0.05	0.03	0.04	0.7
2	0	364	53	51	70	1.7	0.05	0.10	0.03	0.02	0.03	11.4
1	0	353	11	15	33	0.6	0.01	0.26	0.02	0.01	0.02	1.0
0	0	203	6	6	18	0	0.04	0.02	0.02	0	0.04	2.8
7	0	175	5	7	14	0.9	0.02	0.02	0.02	0	0.05	
14	0	256	7	9	21	0.2	0	0	0.05	0	0.09	
4	0	119	4	4	9	0.2	0	0	0	0	0.02	
18	0	53	4	2	7	0	0	0	0	0	0	
2	0	36	5	2	5	0.2	0.01	0.01	0.01	0	0.02	0.5
7	0	241	124	20	28	0.4	0.13	0.13	0.09	0.07	0.13	9.1
8	0	381	27	30	34	0.4	0.15	0.08	0.08	0.04	0.08	

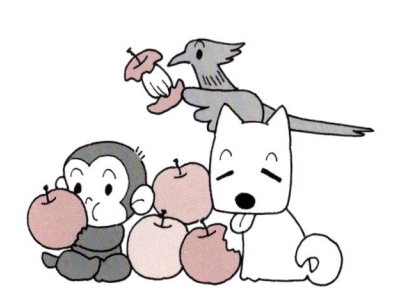

6. 油類

食品名	重量	100kcal当たり PFCエネルギー比		
		たんぱく質	脂質	炭水化物
	g	kcal		
オリーブ油	11	0	100	0
ごま油	11	0	100	0
調合油	11	0	100	0
ひまわり油　高リノール酸精製油	11	0	100	0
ラード	11	0	100	0
有塩バター	13	0	100	0
無塩バター	13	0	100	0
マーボー豆腐の素	87	15	49	36
ミートソース	99	15	45	40
ドレッシングタイプ和風調味料	122	15	1	78
フレンチドレッシング	25	0	93	6
サウザンアイランドドレッシング	24	1	90	9
マヨネーズ　卵黄型	15	2	97	1
カレールウ	20	5	60	35
ハヤシルウ	20	5	58	37

種実類

食品名	重量	たんぱく質	脂質	炭水化物
アーモンド　フライ　味付け	17	11	74	15
カシューナッツ　フライ　味付け	17	12	69	19
ぎんなん　ゆで	60	9	7	85
日本くり　生	61	6	3	92
ゆで	60	7	3	90
くるみ　いり	15	8	85	7
ココナッツパウダー	15	3	82	14
ごま　いり	17	12	76	13
ピスタチオ　いり　味付け	16	10	76	14
ブラジルナッツ　フライ　味付け	15	8	86	6
ヘーゼルナッツ　フライ　味付け	15	7	85	8
ペカン　フライ　味付け	14	5	88	8
らっかせい　いり　大粒種	17	16	71	14
バターピーナッツ	17	15	73	13
ピーナッツバター	16	16	71	13

＊コレステロールを

100kcal当たり												
無機質							ビタミン		脂肪酸			
ナトリウム	食塩相当量	カリウム	カルシウム	マグネシウム	リン	鉄	B_1	B_2	飽和	n-3系不飽和	n-6系不飽和	コレステロール *食物繊維
mg	g	mg					mg		g			mg/g
0	0	0	0	0	0	0	0	0	1.44	0.07	0.72	
0	0	0	0	0	0	0	0	0	1.63	0.03	4.44	
0	0	0	0	0	0	0	0	0	1.19	0.74	3.71	
0	0	0	0	0	0	0	0	0	1.11	0.05	6.24	
0	0	0	0	0	0	0	0	0	4.36	0.02	0.37	11
101	0	4	2	0	2	0	0	0	5.51	0.02	0.46	13
1	0	3	2	0	2	0.1	0	0	6.87	0.04	0.23	29
1216	3.1	48	10	-	30	0.7	0.04	0.03	0	0	0	-
606	1.5	249	17	-	47	0.8	0.14	0.05	0	0	0	-
3526	9.0	158	12	41	66	0.4	0.02	0.04	0.01	0.01	0.04	0.2
296	0.7	2	0	0	0	0	0	0	0.89	0.75	2.56	
337	0.9	18	3	1	7	0.1	0	0.04	0.92	0.70	2.43	13
134	0.3	4	3	3	12	0.1	0.01	0.01	1.02	0.75	2.67	22
821	2.1	63	18	6	21	0.7	0.02	0.01	2.90	0.02	0.30	4
820	2.1	29	6	4	11	0.2	0.03	0.01	3.05	0.01	0.16	4
21	0	122	35	45	79	0.5	0.01	0.18	0.67	0	2.07	2.0
38	0.1	102	7	42	85	0.8	0.09	0.03	1.73	0.01	1.39	1.1
0	0	350	5	25	50	0.7	0.14	0.04	0.07	0	0.17	1.3
1	0	256	14	24	43	0.5	0.13	0.04	0.05	0.03	0.12	2.6
1	0	276	14	27	43	0.4	0.10	0.05	0.07	0.04	0.15	4.0
1	0	80	13	22	42	0.4	0.04	0.02	1.02	1.33	6.13	1.1
1	0	123	2	16	21	0.4	0	0	8.27	0	0.15	2.1
0	0	68	200	60	93	1.7	0.08	0.04	1.31	0.03	3.88	2.1
44	0.1	158	20	20	72	0.5	0.07	0.04	1.00	0.03	2.64	1.5
12	0	93	30	55	102	0.4	0.13	0.04	2.36	0.01	4.33	1.1
5	0	89	19	23	47	0.4	0.04	0.04	0.91	0.01	0.77	1.1
20	0.1	53	9	17	38	0.4	0.03	0.03	1.05	0.14	3.29	1.0
0	0	132	9	34	67	0.3	0.04	0.02	1.53	0.02	2.51	1.2
20	0.1	128	8	32	64	0.3	0.03	0.02	1.67	0.01	2.55	1.2
55	0.1	103	7	28	58	0.3	0.03	0.01	1.77	0.01	2.29	1.0

含む食品については黒字でその値（mg）を，コレステロールを含まず食物繊維を含む食品についてはその値（g）を赤字で示した。

7. 菓子類

	食品名	重量	100kcal当たり PFCエネルギー比			砂糖
			たんぱく質	脂質	炭水化物	
		g	kcal			
和菓子類	甘納豆　あずき	34	8	2	91	77
	あん入り生八つ橋	36	6	2	92	56
	うぐいすもち	42	6	1	93	53
	かしわもち	48	8	2	91	29
	カステラ	31	8	13	79	47
	かるかん	43	4	1	95	57
	きび団子	33	2	1	97	62
	ぎゅうひ	39	2	1	97	62
	きんつば	38	8	2	90	59
	草もち	44	7	2	91	36
	くし団子　あん	50	8	2	91	19
	桜もち　関東風	42	8	2	91	49
	大福もち	43	8	2	90	25
	どら焼	35	9	8	83	51
	練りようかん	34	5	1	95	73
	げっぺい	28	6	22	72	35
	水ようかん	58	6	1	93	67
	蒸しようかん	41	7	1	92	59
洋菓子類	中華風クッキー	19	4	50	46	21
	シュークリーム	41	14	50	36	23
	イーストドーナッツ	26	7	47	45	7
	パイ皮	23	7	70	23	0
	アップルパイ	33	5	52	43	21
	ミートパイ	24	10	68	23	0
	バターケーキ	23	5	52	43	23
	カスタードプディング	79	17	36	47	33
	ババロア	46	10	53	37	31
	ソフトビスケット	19	4	48	48	15
	ポテトチップス	18	3	57	39	0
	ホワイトチョコレート	17	5	60	35	-

＊コレステロールを

100kcal当たり												
無機質							ビタミン		脂肪酸			コレステロール / *食物繊維
ナトリウム	食塩相当量	カリウム	カルシウム	マグネシウム	リン	鉄	B_1	B_2	飽和	n-3系不飽和	n-6系不飽和	
mg	g	mg					mg		g			mg/g
15	0	34	5	8	27	0.7	0	0.01	0.02	0.02	0.04	1.6
0	0	39	4	6	17	0.3	0.01	0.01	0.04	0.01	0.05	1.2
15	0	16	4	5	18	0.3	0.01	0.01	0.04	0.01	0.05	0.8
27	0	19	3	6	23	0.4	0.01	0.01	0.05	0	0.05	0.8
17	0	25	9	2	30	0.3	0.01	0.13	0.44	0.02	0.24	50
1	0	52	1	3	14	0.1	0.02	0	0.04	0	0.04	0.2
0	0	9	1	2	10	0.0	0.01	0	0.03	0	0.03	0.1
0	0	0	0	0	4	0.1	0	0	0.02	0	0.03	
28	0.1	98	7	9	22	0.4	0.03	0.02	0.04	0.02	0.06	2.5
7	0	21	5	6	22	0.4	0.01	0.01	0.04	0	0.05	0.9
10	0	22	3	6	25	0.3	0.02	0	0.05	0	0.06	0.6
19	0	16	5	5	16	0.4	0.01	0.01	0.03	0.01	0.05	1.1
20	0	20	5	7	25	0.4	0.01	0.01	0.04	0	0.04	1.1
42	0.1	60	8	6	26	0.3	0.03	0.04	0.23	0.02	0.18	28
1	0	8	5	4	11	0.4	0	0.01	0.01	0.01	0.01	1.1
14	0	20	9	6	22	0.3	0.02	0.01	0.63	0.10	0.70	0.7
33	0.1	10	6	5	13	0.5	0	0.01	0.01	0.01	0.01	1.3
34	0.1	13	5	5	16	0.5	0.01	0.01	0.02	0.01	0.03	1.1
18	0	16	5	1	13	0.1	0.01	0.01	2.11	0.02	0.58	15
41	0.1	41	19	4	53	0.5	0.02	0.11	1.76	0.07	0.65	102
80	0.2	28	12	4	20	0.2	0.03	0.03	0.92	0.27	1.48	6
117	0.3	17	2	3	13	0.1	0.01	0	1.60	0.19	1.97	0.4
85	0.2	20	2	2	10	0.1	0.01	0	1.19	0.14	1.46	0.4
157	0.4	41	4	4	21	0.1	0.04	0.01	1.62	0.17	1.86	4
54	0.1	17	6	2	16	0.2	0.01	0.03	3.33	0.03	0.26	38
53	0.2	111	64	8	87	0.5	0.04	0.21	1.53	0.04	0.37	111
24	0	40	34	3	60	0.3	0.02	0.06	2.40	0.05	0.37	78
42	0.1	21	4	2	13	0.1	0.01	0.01	2.38	0.03	0.26	11
72	0.2	216	3	13	18	0.3	0.05	0.01	0.70	0.43	2.17	0.8
16	0	58	43	4	36	0	0.01	0.07	3.89	0.02	0.20	4

含む食品については黒字でその値(mg)を，コレステロールを含まず食物繊維を含む食品についてはその値(g)を赤字で示した。

8. し好飲料類

	食品名	100kcal当たり 重量 (g)	PFCエネルギー比 たんぱく質 (kcal)	PFCエネルギー比 脂質 (kcal)	PFCエネルギー比 炭水化物 (kcal)
アルコール類	清酒　上撰	92	1	Ø	18
	純米吟醸酒	97	2	0	16
	ビール　淡色	251	3	Ø	31
	黒	218	3	Ø	31
	スタウト	158	3	Ø	31
	発泡酒	224	1	0	32
	ぶどう酒　白	137	1	Ø	11
	赤	137	1	Ø	8
	ロゼ	130	1	Ø	21
	紹興酒	79	5	Ø	16
	しょうちゅう　甲類	49	0	0	0
	ウイスキー	42	0	0	0
	ブランデー	42	0	0	0
	ウオッカ	42	0	0	Ø
	ジン	35	0	Ø	0
ソフトドリンク類	緑茶類　玉露　茶	30	35	11	53
	番茶　浸出液	-	-	-	-
	ほうじ茶　浸出液	-	-	-	-
	玄米茶　浸出液	-	-	-	-
	ウーロン茶　浸出液	-	-	-	-
	紅茶　浸出液	12504	50	0	50
	コーヒー　浸出液	2778	22	Ø	78
	インスタントコーヒー	35	20	1	79
	コーヒー飲料	261	7	7	86
	ピュアココア	37	12	67	21
	ミルクココア	24	7	15	78
	甘酒	124	8	1	90
	炭酸飲料　果実色	195	Ø	Ø	100
	コーラ	217	1	Ø	99
	サイダー	245	Ø	Ø	100

100kcal当たり												
無機質							ビタミン		脂肪酸			
ナトリウム	食塩相当量	カリウム	カルシウム	マグネシウム	リン	鉄	B1	B2	飽和	n-3系不飽和	n-6系不飽和	食物繊維
mg	g	mg					mg		g			g
2	0	5	3	1	6	0	0	0	0	0	0	
3	0	5	2	1	8	0	0	0	0	0	0	
8	0	85	8	18	38	0	0	0.05	0	0	0	
7	0	120	7	22	72	0.2	0	0.09	0	0	0	0.4
6	0	102	5	22	68	0.2	0	0.08	0	0	0	0.5
2	0	29	9	9	18	0	0	0.02	0	0	0	
4	0	82	11	10	16	0.4	0	0	0	0	0	
3	0	151	10	12	18	0.5	0	0.01	0	0	0	
5	0	78	13	9	13	0.5	0	0	0	0	0	
12	0	43	20	15	29	0.2	0	0.02	-	-	-	
-	0	-	-	-	-	-	0	0	-	-	-	
1	0	0	0	0	0	0	0	0	-	-	-	
2	0	0	0	0	0	0	0	0	-	-	-	
0	0	0	0	-	0	0	0	0	-	-	-	
0	0	0	0	-	0	0	0	0	-	-	-	
3	0	851	119	64	125	3.0	0.09	0.35	0.16	0.32	0.19	13.2
500	0	8000	1250	250	500	50.0	0	7.50	-	-	-	
250	0	6000	500	0	250	0	0	5.00	-	-	-	
0	0	0	0	0	0	0	0	0	-	-	-	
250	0	3250	500	250	250	0	0	7.50	-	-	-	
125	0	1000	125	125	250	0	0	1.25	-	-	-	
28	0	1806	56	167	194	0	0	0.28	0.28	0	0.28	
11	0	1252	49	143	122	1.0	0.01	0.05	0.03	0	0.03	
78	0.3	157	57	16	50	0.3	0.03	0.10	0.42	0	0.03	-
6	0	1033	52	162	244	5.2	0.06	0.08	4.57	0.01	0.24	8.8
65	0.2	177	44	32	58	0.7	0.02	0.10	0.97	0	0.05	1.3
74	0.2	17	4	6	26	0.1	0.01	0.04	0.04	0	0.04	0.5
4	0	2	6	0	0	0	0	0	-	-	-	
4	0	0	4	2	24	0	0	0	-	-	-	
10	0	0	2	0	0	0	0	0	-	-	-	

9. 調味料類

	食品名	目安量	100kcal当たり 重量	PFCエネルギー比 たんぱく質	脂質	炭水化物
			g	kcal		
	家庭用食塩	5g/小さじ1	100	-	-	-
塩味性調味料	昆布茶	2.5g/小さじ1	102	12	2	87
塩味性調味料	うすくちしょうゆ	0.75g/小さじ1	185	42	0	58
塩味性調味料	トウバンジャン	0.75g/小さじ1	166	13	34	52
塩味性調味料	こいくちしょうゆ	0.75g/小さじ1	140	43	0	57
塩味性調味料	しろしょうゆ	0.75g/小さじ1	115	12	0	88
塩味性調味料	さいしこみしょうゆ	0.5g/小さじ1	98	38	0	62
塩味性調味料	たまりしょうゆ	0.5g/小さじ1	90	43	0	57
塩味性調味料	ドレッシングタイプ和風調味料	0.25g/小さじ1	122	15	1	78
塩味性調味料	ウスターソース	0.5g/小さじ1	85	3	1	91
塩味性調味料	中濃ソース	0.25g/小さじ1	76	2	1	93
塩味性調味料	濃厚ソース	0.25g/小さじ1	76	3	1	93
塩味性調味料	マーボー豆腐の素	0.25g/小さじ1	87	15	49	36
塩味性調味料	チリペッパーソース	0.25g/大さじ1	183	5	8	38
塩味性調味料	カレールウ	2g/1個	20	5	60	35
塩味性調味料	ハヤシルウ	2g/1個	20	5	58	37
塩味性調味料	ミートソース	0.25g/大さじ1	99	15	45	40
塩味性調味料	サウザンアイランドドレッシング	0.1g/小さじ2	24	1	90	9
塩味性調味料	フレンチドレッシング	0.1g/小さじ2	25	0	93	6
塩味性調味料	マヨネーズ　卵黄型	0.1g/小さじ1	15	2	97	1
塩味性調味料	全卵型	0.1g/小さじ1	14	1	96	3
食酢類	穀物酢		405	2	0	39
食酢類	米酢		218	2	0	65
食酢類	果実酢　ぶどう酢		455	2	Ø	22
食酢類	りんご酢		378	2	0	36
だし類	かつおだし		3278	69	31	Ø
だし類	昆布だし		2500	10	Ø	90
だし類	かつお・昆布だし		4167	50	Ø	50
だし類	しいたけだし		2500	10	0	90
だし類	鳥がらだし		1533	71	29	Ø

*コレステロールを

100kcal当たり												
無機質							ビタミン		脂肪酸			
ナトリウム	食塩相当量	カリウム	カルシウム	マグネシウム	リン	鉄	B_1	B_2	飽和	n-3系不飽和	n-6系不飽和	コレステロール *食物繊維
mg	g	mg					mg		g			mg/g
39000	99.1	2	0	87	0	0	0	0	-	-	-	0
19427	49.4	787	82	72	36	1.9	0.02	0.06	0.11	0.03	0.06	2.8
11667	29.6	593	44	93	241	2.0	0.09	0.20	-	-	-	
11609	29.5	332	53	70	81	3.8	0.07	0.28	0.56	0.17	1.69	5
8006	20.4	548	41	91	225	2.4	0.07	0.24	-	-	-	
6452	16.4	109	15	39	88	0.8	0.16	0.07	-	-	-	
4804	12.2	520	23	87	216	2.1	0.17	0.15	-	-	-	
4603	11.7	731	36	90	235	2.4	0.06	0.15	-	-	-	
3526	9.0	158	12	41	66	0.4	0.02	0.04	0.01	0.01	0.04	0.2
2812	7.2	162	49	20	9	1.4	0.01	0.02	0.01	0	0.02	0.4
1744	4.4	159	46	17	12	1.3	0.02	0.03	0.01	0	0.02	0.8
1663	4.2	159	46	20	13	1.1	0.02	0.03	0.01	0	0.02	0.8
1216	3.1	48	10	-	30	0.7	0.04	0.03	0	0	0	-
1152	2.9	238	27	24	44	2.7	0.05	0.15	0.15	0.07	0.12	-
821	2.1	63	18	6	21	0.7	0.02	0.01	2.90	0.02	0.30	4
820	2.1	29	6	4	11	0.2	0.03	0.01	3.05	0.01	0.16	4
606	1.5	249	17	-	47	0.8	0.14	0.05	0	0	0	-
337	0.9	18	3	1	7	0.1	0	0.04	0.92	0.70	2.43	13
296	0.7	2	0	0	0	0	0	0	0.89	0.75	2.56	
134	0.3	4	3	3	12	0.1	0.01	0.01	1.02	0.75	2.67	22
98	0.3	3	1	0	5	0	0.00	0.01	0.95	0.59	3.28	9
24	0	16	8	4	8	0	0.04	0.04	-	-	-	
26	0	35	4	13	33	0.2	0.02	0.02	-	-	-	
18	0	100	14	9	36	0.9	0	0	-	-	-	
68	0	223	15	15	23	0.8	0	0.04	-	-	-	
656	3.3	852	66	98	557	0	0.33	0.33	0.73	0.64	0.16	-
1525	5.0	3500	75	100	150	0	0	0	-	-	-	-
1417	4.2	2625	125	167	542	0	0.42	0.42	-	-	-	-
75	0	725	25	75	200	2.5	0	0.50	0	0	0	-
460	1.5	996	31	31	322	7.7	0.31	1.38	0.92	0	0.31	-

含む食品については黒字でその値（mg）を，コレステロールを含まず食物繊維を含む食品についてはその値（g）を赤字で示した。

9. 調味料類

	食品名	100kcal当たり 重量	PFCエネルギー比 たんぱく質	脂質	炭水化物
		g	kcal		
だし類	中華だし	3125	100	0	Ø
	洋風だし	1563	81	0	19
	固形コンソメ	43	12	16	72
	顆粒風味調味料	45	43	1	56
	めんつゆ　ストレート	229	20	0	80
	めんつゆ　三倍濃厚	102	18	0	82
トマト加工品	ピューレー	245	11	2	87
	ペースト	113	10	1	89
	ケチャップ	84	6	Ø	92
	トマトソース	230	18	4	78
	チリソース	87	6	1	91
みそ類	米みそ　甘みそ	46	18	12	70
	淡色辛みそ	52	26	28	46
	赤色辛みそ	54	28	27	45
	麦みそ	51	20	20	61
	豆みそ	46	32	41	27
	即席みそ　粉末タイプ	29	23	24	52
	ペーストタイプ	76	25	25	50
その他	調味ソース類　かき油	94	29	3	69
	酒かす	44	26	6	42
	みりん風調味料	44	0	0	97
	オールスパイス　粉	27	6	13	81
	オニオンパウダー	27	10	3	88
	からし　粉	23	30	30	40
	練り	32	8	41	51
	練りマスタード	57	11	55	30
	粒入りマスタード	44	13	63	22
	カレー粉	24	13	26	61
	クローブ　粉	24	7	29	64
	こしょう　黒　粉	27	12	15	73

＊コレステロールを

100kcal当たり												
無機質							ビタミン		脂肪酸			
ナトリウム	食塩相当量	カリウム	カルシウム	マグネシウム	リン	鉄	B1	B2	飽和	n-3系不飽和	n-6系不飽和	*コレステロール 食物繊維
mg	g	mg					mg		g			mg/g
625	3.1	2813	94	156	1250	0	4.69	0.94	-	-	-	-
2813	7.8	1719	78	94	578	1.6	0.31	0.78	-	-	-	-
7231	18.4	85	11	8	32	0.2	0.01	0.03	0.90	0	0.01	0.1
7146	18.1	80	19	9	116	0.4	0.01	0.09	0.04	0.03	0	10
2982	7.6	229	18	34	110	0.9	0.02	0.09	-	-	-	-
3980	10.1	224	16	36	87	0.8	0.04	0.07	-	-	-	-
208	0.5	1201	47	66	91	2.0	0.22	0.17	0.05	0	0.05	4.4
214	0.6	1241	52	72	105	1.8	0.24	0.16	0.02	0	0.02	5.3
1094	2.8	395	14	17	30	0.6	0.07	0.03	0.01	0	0.01	1.5
1233	7.5	776	41	46	96	2.1	0.18	0.09	0.02	0	2.31	2.5
1040	2.6	433	23	20	28	0.8	0.06	0.06	0.02	0	0.02	1.7
1104	2.8	156	37	15	60	1.6	0.02	0.05	0.23	0.14	0.71	2.6
2557	6.5	198	52	39	89	2.1	0.02	0.05	0.51	0.30	1.58	2.5
2738	7.0	236	70	43	107	2.3	0.02	0.05	0.47	0.29	1.43	2.2
2127	5.4	172	41	28	61	1.5	0.02	0.05	0.37	0.19	1.08	3.2
1985	5.0	429	69	60	115	3.1	0.02	0.06	0.75	0.46	2.45	3.0
2362	6.0	175	25	41	87	0.8	0.03	0.76	0.36	0.21	1.11	1.9
2903	7.4	237	36	41	99	0.9	0.03	0.21	0.38	0.17	1.17	2.1
4217	10.7	244	23	59	112	1.1	0.01	0.07	0.03	0.03	0.03	2
2	0	12	4	4	4	0.4	0.01	0.11	0.21	0.01	0.22	2.3
30	0.1	1	0	0	7	0	0	0.01	-	-	-	
14	0	348	190	35	29	1.3	0	0.01	-	-	-	
14	0	357	38	44	80	0.9	0.08	0.03	0.03	0	0.07	
8	0	204	57	87	230	2.5	0.17	0.06	-	-	-	
922	2.4	60	19	26	38	0.7	0.07	0.02	0.74	0.34	0.62	
690	1.7	98	41	34	80	1.0	0.08	0.02	0.97	0.45	0.81	
697	1.8	83	57	48	113	1.0	0.14	0.02	1.11	0.52	0.93	
10	0	410	130	53	96	6.9	0.10	0.06	0.31	0.06	0.76	2
67	0.2	336	154	60	23	2.4	0.01	0.06	-	-	-	
18	0.1	357	113	41	44	5.5	0.03	0.07	-	-	-	

含む食品については黒字でその値(mg)を，コレステロールを含まず食物繊維を含む食品についてはその値(g)を赤字で示した。

9. 調味料類

	食品名	100kcal当たり 重量 (g)	PFCエネルギー比 たんぱく質 (kcal)	PFCエネルギー比 脂質 (kcal)	PFCエネルギー比 炭水化物 (kcal)
その他	こしょう　白　粉	26	11	15	74
	混合　粉	27	11	15	74
	さんしょう　粉	27	11	15	74
	シナモン　粉	27	4	9	87
	しょうが　粉	27	9	12	79
	おろし	235	7	13	81
	セージ　粉	26	7	24	70
	タイム　粉	28	7	13	79
	チリパウダー	27	16	20	64
	とうがらし　粉	24	15	21	64
	ナツメグ　粉	18	4	62	34
	にんにく　ガーリックパウダー　食塩無添加品	26	21	2	77
	食塩添加品	26	21	2	77
	おろし	58	11	3	86
	バジル　粉	33	28	6	66
	乾	29	34	6	61
	パプリカ　粉	26	16	27	57
	わさび　粉　からし粉入り	26	17	10	73
	練り	38	5	35	60
	酵母　パン酵母　圧搾	97	48	12	40
	乾燥	32	36	18	46
	ベーキングパウダー	79	0	9	91

*コレステロールを

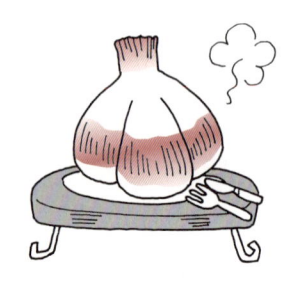

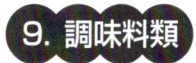

100kcal当たり												
無機質							ビタミン		脂肪酸			
ナトリウム	食塩相当量	カリウム	カルシウム	マグネシウム	リン	鉄	B1	B2	飽和	n-3系不飽和	n-6系不飽和	コレステロール *食物繊維
mg	g	mg					mg		g			mg/g
1	0	16	63	21	37	1.9	0.01	0.03	-	-	-	
9	0	183	89	32	40	3.7	0.02	0.05	-	-	-	
3	0	453	200	27	56	2.7	0.03	0.12	-	-	-	
6	0	151	329	24	14	1.9	0.02	0.04	-	-	-	
8	0	383	30	82	41	3.9	0.01	0.05	-	-	-	
1362	3.5	329	38	40	33	0.7	0.05	0.07	0.14	0.07	0.28	
31	0.1	417	391	70	26	13.0	0.02	0.14	-	-	-	
4	0	278	483	85	24	31.3	0.03	0.20	-	-	-	
668	1.7	802	75	56	69	7.8	0.07	0.22	-	-	-	
1	0	644	26	41	81	2.9	0.10	0.27	-	-	-	
3	0	77	29	32	38	0.4	0.01	0.02	-	-	-	
5	0	102	26	24	79	1.7	0.14	0.04	0.03	0.01	0.05	1
864	2.2	102	26	24	79	1.7	0.14	0.04	0.03	0.01	0.05	1
1051	2.7	257	13	13	58	0.4	0.06	0.02	0.04	0.01	0.08	
19	0	1011	913	248	108	39.1	0.08	0.36	-	-	-	
258	0.6	1056	381	111	135	5.1	0.26	0.59	0.07	0.10	0.06	
15	0.1	694	44	57	82	5.4	0.13	0.46	-	-	-	
8	0	312	83	55	88	2.4	0.14	0.08	-	-	-	
905	2.3	106	23	15	32	0.8	0.04	0.03	0.39	0.19	0.78	
38	0.1	604	16	36	351	2.1	2.15	1.74	0.19	0	0.01	10.0
38	0.1	512	6	29	269	4.2	2.82	1.19	0.25	0	0.01	10.4
5363	13.6	3076	1893	1	2918	0.1	0	0	-	-	-	

含む食品については黒字でその値（mg）を，コレステロールを含まず食物繊維を含む食品についてはその値（g）を赤字で示した。

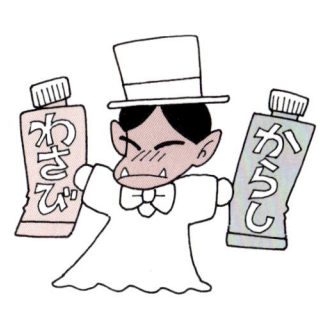

コラム

食品群別100 kcal当たり栄養価

食品群	目安となる食品類	平均・最大・最小	重量 (g)	PFCエネルギー比 たんぱく質 (kcal)	PFCエネルギー比 脂質 (kcal)	PFCエネルギー比 炭水化物 (kcal)	無機質 ナトリウム (mg)	無機質 食塩相当量 (g)	無機質 カリウム (mg)	無機質 カルシウム (mg)	無機質 マグネシウム (mg)	無機質 リン (mg)	無機質 鉄 (mg)	ビタミン B1 (mg)	ビタミン B2 (mg)	脂肪酸 飽和 (g)	脂肪酸 n-3系不飽和 (g)	脂肪酸 n-6系不飽和 (g)	コレステロール (mg)
穀類	めし	平均	71	6.7	2.9	90.5	8	0	30	3	11	37	0.2	0.04	0.01	0.10	0	0.11	0
		最大	491	8.0	6.0	93.0	112	0.3	66	5	31	83	0.6	0.12	0.01	0.18	0.01	0.25	0
		最小	26	6.0	1.0	87.0	0	0	1	1	2	12	0	0.01	0	0.06	0	0.06	0
いも及びでん粉類	こんにゃく類	平均	1328	6.0	4.5	92.0	99	0	822	761	53	129	6.2	0.05	0.04	0.07	0.02	0.12	0
		最大	2083	11.0	6.0	96.0	208	0	1805	1172	69	158	8.3	0.20	0.14	0.19	0.06	0.33	0
		最小	287	3.0	3.0	87.0	6	0	188	37	37	97	0.6	0	0	0	0	0	0
	いも類	平均	85	4.8	3.2	91.9	4	0	384	16	18	38	0.5	0.08	0.02	0.05	0.02	0.11	0
		最大	173	12.0	40.0	99.0	21	0.1	1107	40	43	95	0.9	0.15	0.06	0.49	0.30	1.52	0
		最小	28	0	0	55.0	0	0	0	2	1	2	0.2	0	0	0.01	0.00	0.01	0
砂糖及び甘味類		平均	36	0.4	0	99.4	3	0	31	7	2	2	0.3	0	0	0.01	0.01	0.01	0
		最大	55	2.0	1.0	100.0	9	0	311	68	9	12	1.7	0.02	0.02	0.02	0.02	0.02	0
		最小	26	0	0	97.0	0	0	0	0	0	0	0	0	0	0	0	0	0
豆類		平均	41	17.9	7.7	74.5	53	0.1	144	39	20	66	1.3	0.04	0.02	0.09	0.06	0.22	0
		最大	70	28.0	40.0	90.0	168	0.4	443	357	38	106	2.1	0.14	0.05	0.48	0.30	1.51	0
		最小	21	8.0	2.0	39.0	0	0	39	6	8	30	0.4	0	0	0.02	0.01	0.02	0
種実類		平均	25	9.7	63.3	27.4	15	0	142	26	31	60	0.5	0.07	0.04	1.57	0.11	2.16	0
		最大	61	16.0	88.0	92.0	55	0.1	350	200	60	102	1.7	0.14	0.18	8.27	1.33	6.13	0
		最小	14	3.0	3.0	6.0	0	0	53	2	16	21	0.3	0	0	0.05	0	0.12	0
野菜類	緑黄色野菜	平均	424	19.7	7.4	72.9	69	0.2	1426	411	103	202	4.7	0.26	0.47	0.12	0.13	0.13	0
		最大	1059	41.0	30.0	94.0	577	1.4	3645	1407	529	493	20.1	0.77	1.97	0.57	0.61	1.03	0
		最小	29	4.0	0	49.0	0	0	356	15	20	46	0.5	0	0.08	0	0	0	0
	淡色野菜	平均	462	14.8	5.7	79.7	56	0.1	1012	134	58	141	2.1	0.17	0.19	0.09	0.07	0.15	0
		最大	2200	37.0	40.0	96.0	1588	4.1	4883	789	244	358	17.5	0.62	0.95	0.69	1.00	1.99	7
		最小	36	4.0	0	26.0	0	0	38	3	18	52	0	0	0	0	0	0	0
果実類		平均	202	4.5	3.6	92.2	5	0	335	26	21	29	0.5	0.08	0.06	0.06	0.03	0.04	0
		最大	492	12.0	84.0	100.0	71	0.2	981	222	82	102	2.5	0.32	0.26	1.71	0.21	1.08	0
		最小	28	0	0	12.0	0	0	2	2	1	1	0	0	0	0	0	0	0
きのこ類		平均	506	28.3	7.4	64.2	265	0.6	1362	33	68	415	4.8	0.68	1.35	0.16	0.01	0.47	0
		最大	1130	54.0	21.0	93.0	4014	10.2	3084	200	216	881	22.8	2.04	3.48	0.47	0.09	0.88	7
		最小	55	5.0	2.0	34.0	2	0	14	0	14	64	0.7	0.01	0.26	0.05	0	0.11	0

(平均・最大・最小値)

海藻類		平均	739	23.7	6.2	71.2	2869	7.2	1610	533	482	190	8.2	0.18	0.52	0.18	0.30	0.16	3
		最大	6250	46.0	16.0	100.0	21306	54.3	7806	1986	2456	438	39.4	0.70	1.64	0.32	1.30	0.53	20
		最小	53	3.0	0	45.0	51	0	33	36	65	22	1.5	0	0	0	0	0	0
魚介類	魚類	平均	68	61.0	36.1	3.4	223	0.6	248	67	25	193	0.7	0.08	0.12	0.85	0.71	0.19	70
		最大	172	99.0	89.0	52.0	1474	3.7	633	744	109	698	5.4	0.51	0.65	2.19	2.07	4.04	584
		最小	22	9.0	1.0	0	12	0	49	1	2	31	0	0	0.01	0.01	0.01	0	12
	貝類	平均	146	77.0	7.6	15.6	666	1.7	303	119	93	193	4.0	0.08	0.22	0.11	0.11	0.04	95
		最大	336	94.0	22.0	35.0	2921	7.4	511	486	336	293	12.8	0.27	0.54	0.38	0.48	0.21	292
		最小	31	46.0	1.0	1.0	117	0.3	6	7	24	137	0.2	0	0.07	0.01	0.01	0	23
	えび・かに類	平均	110	93.0	6.3	0.8	435	1.1	324	344	69	302	0.9	0.07	0.15	0.08	0.12	0.02	142
		最大	154	97.0	16.0	2.0	913	2.3	471	3051	223	425	6.5	0.30	0.82	0.21	0.23	0.05	253
		最小	32	84.0	3.0	0	162	0.4	29	36	36	164	0.1	0	0.03	0.03	0.04	0	64
	いか・たこ類	平均	149	80.5	15.4	4.8	578	1.5	275	41	91	244	0.6	0.08	0.12	0.27	0.29	0.06	246
		最大	461	96.0	39.0	34.0	2944	7.4	394	312	693	329	3.2	0.27	0.37	0.76	0.99	0.24	418
		最小	30	38.0	4.0	0	183	0.5	5	9	18	108	0.1	0	0.02	0.06	0	0	4
肉類	和牛脂身つき	平均	32	22.6	76.6	0.4	14	0	89	1	6	48	0.4	0.03	0.06	2.60	0.01	0.21	25
		最大	41	32.0	91.0	1.0	18	0	126	2	9	65	0.4	0.04	0.08	3.00	0.01	0.22	30
		最小	19	9.0	67.0	0	9	0	31	1	2	17	0.3	0.01	0.02	2.31	0.01	0.18	19
	和牛脂身なし	平均	39	30.5	68.8	0.6	18	0	118	1	8	65	0.8	0.03	0.08	2.43	0.01	0.21	28
		最大	58	51.0	88.0	1.0	29	0.1	210	2	13	116	1.4	0.05	0.13	3.21	0.01	0.25	36
		最小	22	12.0	48.0	0	7	0	44	1	3	24	0.2	0.01	0.03	1.53	0	0.16	18
	豚肉脂身つき	平均	38	32.1	67.5	0	18	0	119	2	8	70	0.2	0.28	0.07	2.74	0.04	0.79	26
		最大	55	47.0	84.0	0	26	0.1	191	2	13	109	0.4	0.49	0.11	3.36	0.05	1.00	37
		最小	26	16.0	52.0	0	8	0	55	1	4	36	0.1	0.14	0.03	1.96	0.03	0.64	18
	豚肉脂身なし	平均	65	58.2	41.3	0.6	34	0.1	234	3	16	134	0.5	0.54	0.15	1.54	0.02	0.43	43
		最大	87	84.0	67.0	1.0	46	0.1	357	3	24	200	1.0	0.85	0.23	2.65	0.04	0.71	56
		最小	44	33.0	16.0	0	22	0	137	2	8	75	0.1	0.29	0.08	0.49	0.01	0.19	30
	若鶏肉皮つき	平均	48	39.6	60.4	0	29	0.1	126	3	10	77	0.3	0.03	0.08	1.90	0.05	0.81	53
		最大	52	46.0	66.0	0	38	0.1	157	5	12	96	0.4	0.05	0.12	2.15	0.07	0.96	61
		最小	44	34.0	54.0	0	20	0	85	2	7	47	0.2	0.02	0.05	1.67	0.03	0.68	41
	若鶏肉皮なし	平均	82	78.6	21.4	0	45	0.1	295	5	22	165	0.5	0.07	0.14	0.59	0.02	0.29	76
		最大	96	93.0	32.0	0	59	0.2	402	7	30	210	0.7	0.09	0.19	0.93	0.03	0.45	90
		最小	67	68.0	7.0	0	32	0.1	187	3	17	125	0.2	0.06	0.09	0.16	0.01	0.11	64
卵類		平均	81	38.5	67.8	2.9	197	0.5	93	31	8	107	1.2	0.03	0.30	1.70	0.11	0.84	252
		最大	214	97.0	81.0	17.0	471	1.1	299	42	23	148	1.7	0.08	0.83	2.38	0.19	1.26	362
		最小	26	18.0	54.0	0	12	0	15	13	3	22	0	0	0.13	0	0	0	2
牛乳・乳製品類		平均	98	21.9	41.8	36.4	138	0.3	134	151	12	126	0.1	0.03	0.17	2.82	0.03	0.11	16
		最大	299	54.0	87.0	97.0	430	1.1	502	306	33	284	0.3	0.12	0.45	5.86	0.08	0.22	29
		最小	21	3.0	0	1.0	9	0	16	20	2	18	0	0	0	0	0	0	1
油脂類		平均	33	3.9	79.5	16.1	524	1.3	38	5	4	13	0.2	0.02	0.01	2.06	0.21	1.62	8
		最大	122	15.0	100.0	78.0	3526	9.0	249	18	41	66	0.8	0.14	0.05	6.87	0.75	6.24	29
		最小	11	0	1.0	0	0	0	0	0	0	0	0	0	0	0	0	0	0

10. 外食

分類	料理名	食品重量 g	エネルギー kcal	PFCエネルギー比		
				たんぱく質 kcal	脂質	炭水化物
定食	天ぷら定食	619	898	131	202	567
		69	100	15	22	63
	刺身定食	498	645	148	106	391
		77	100	23	16	61
	焼魚（あじ）定食	449	657	139	130	387
		68	100	21	20	59
	焼魚（塩ざけ）定食	456	709	140	130	440
		65	100	20	18	62
	焼魚（さば）定食	285	763	112	298	354
		37	100	15	39	46
	焼魚（さんま）定食	394	808	132	255	422
		49	100	16	32	52
	あじフライ定食	541	875	147	200	528
		62	100	17	23	60
	かきフライ定食	382	501	59	110	332
		76	100	12	22	66
	さけフライ定食	541	887	154	206	528
		61	100	17	23	60
	ひれかつ定食	743	1313	236	404	674
		57	100	18	31	51
	ロースかつ定食	768	1559	138	786	639
		49	100	9	50	41
	豚肉野菜うま煮ライス	833	1233	106	428	702
		68	100	9	35	57
	肉野菜炒めライス	587	927	83	401	449
		63	100	9	43	48
	ピーマン肉炒めライス	597	993	101	439	455
		60	100	10	44	46
	レバにら炒めライス	511	668	93	169	407
		76	100	14	25	61

無機質							ビタミン		脂肪酸			
ナトリウム	食塩相当量	カリウム	カルシウム	マグネシウム	リン	鉄	B_1	B_2	飽和	一価	多価	コレステロール
mg	g	mg					mg		g			mg
1699	4.3	949	107	110	480	2.4	0.33	0.27	2.81	8.08	9.06	205
189	0.5	106	12	12	53	0.3	0.04	0.03	0.31	0.90	1.01	23
1770	4.5	859	77	108	461	2.7	0.27	0.25	2.47	3.63	2.89	115
274	0.7	133	12	17	71	0.4	0.04	0.04	0.38	0.56	0.45	18
1540	4.0	1066	141	101	436	3.5	0.23	0.36	2.04	5.54	4.93	100
234	0.6	162	21	15	66	0.5	0.04	0.05	0.31	0.84	0.75	15
1531	3.8	615	66	82	430	1.4	0.23	0.23	2.82	4.89	3.93	68
217	0.5	87	9	12	61	0.2	0.03	0.03	0.40	0.69	0.56	10
1067	2.7	595	44	75	363	2.5	0.29	0.41	6.00	12.09	7.84	75
140	0.4	78	6	10	48	0.3	0.04	0.05	0.79	1.58	1.03	10
1518	3.9	662	175	111	419	3.9	0.20	0.33	4.87	10.47	6.59	59
188	0.5	82	22	14	52	0.5	0.02	0.04	0.60	1.30	0.82	7
1131	2.9	830	101	101	441	2.2	0.25	0.32	3.22	7.65	8.44	113
129	0.3	95	12	12	50	0.3	0.03	0.04	0.37	0.87	0.96	13
1355	3.4	411	121	99	210	2.6	0.13	0.18	1.59	4.44	4.79	57
270	0.7	82	24	20	42	0.5	0.03	0.04	0.32	0.89	0.96	11
1077	2.8	810	88	95	451	2.0	0.30	0.33	3.02	8.48	8.40	95
121	0.3	91	10	11	51	0.2	0.03	0.04	0.34	0.96	0.95	11
1387	3.5	1213	101	127	632	6.2	0.45	0.53	10.12	18.52	10.65	132
106	0.3	92	8	10	48	0.5	0.03	0.04	0.77	1.41	0.81	10
2301	5.9	1207	99	100	426	3.4	0.31	0.38	18.87	35.89	22.52	161
148	0.4	77	6	6	27	0.2	0.02	0.02	1.21	2.30	1.44	10
1259	3.2	1109	156	92	403	2.5	0.69	0.29	16.34	19.14	6.50	73
102	0.3	90	13	7	33	0.2	0.06	0.02	1.33	1.55	0.53	6
797	2.0	677	73	57	260	1.5	0.57	0.24	16.56	18.65	4.46	67
86	0.2	73	8	6	28	0.2	0.06	0.03	1.79	2.01	0.48	7
1934	4.8	817	73	81	327	2.6	0.68	0.24	17.34	19.76	5.95	80
195	0.5	82	7	8	33	0.3	0.07	0.02	1.75	1.99	0.60	8
1453	3.7	722	64	58	388	10.3	0.37	2.68	2.29	6.38	7.38	175
218	0.6	108	10	9	58	1.5	0.06	0.40	0.34	0.96	1.10	26

分類	料理名	食品重量 g	エネルギー kcal	PFCエネルギー比 たんぱく質 kcal	脂質 kcal	炭水化物 kcal
寿司	上寿司	408	658	132	112	414
		62	100	20	17	63
	まぐろ寿司	401	582	192	28	370
		69	100	33	5	64
	鉄火巻き	366	545	126	19	397
		67	100	23	3	73
	のり巻き	300	437	36	25	374
		69	100	8	6	85
丼物	かつ丼	523	981	145	335	508
		53	100	15	34	52
	親子丼	525	754	121	142	496
		70	100	16	19	66
	天　丼	508	830	124	157	558
		61	100	15	19	67
	うな重	537	927	151	283	494
		58	100	16	30	53
うどん	かけうどん	440	478	49	12	416
		92	100	10	3	87
	ざるうどん	136	376	43	26	306
		36	100	11	7	81
	きつねうどん	148	435	51	59	326
		34	100	12	14	75
	カレーうどん	482	884	135	355	394
		55	100	15	40	45
そば	かけそば	214	373	55	20	299
		57	100	15	5	80
	ざるそば	426	525	76	37	411
		81	100	14	7	78
	五目そば	450	563	111	90	365
		80	100	20	16	65

無機質							ビタミン		脂肪酸			
ナトリウム	食塩相当量	カリウム	カルシウム	マグネシウム	リン	鉄	B1	B2	飽和	一価	多価	コレステロール
mg	g	mg					mg		g			mg
1498	3.8	515	60	81	410	2.4	0.21	0.35	2.59	3.93	2.84	239
228	0.6	78	9	12	62	0.4	0.03	0.05	0.39	0.60	0.43	36
1290	3.5	688	34	100	488	2.0	0.19	0.17	0.58	0.66	0.45	86
222	0.6	118	6	17	84	0.3	0.03	0.03	0.10	0.11	0.08	15
1271	3.4	518	28	75	352	2.0	0.16	0.16	0.48	0.43	0.44	44
233	0.6	95	5	14	65	0.4	0.03	0.03	0.09	0.08	0.08	8
954	2.6	304	41	42	154	1.4	0.11	0.26	0.72	0.85	0.55	80
218	0.6	70	9	10	35	0.3	0.03	0.06	0.16	0.19	0.12	18
1111	3.0	612	74	71	412	2.7	0.74	0.44	10.55	14.25	6.78	300
113	0.3	62	8	7	42	0.3	0.08	0.04	1.08	1.45	0.69	31
1109	2.8	581	69	67	370	2.4	0.19	0.43	3.99	5.49	2.41	303
147	0.4	77	9	9	49	0.3	0.03	0.06	0.53	0.73	0.32	40
1247	3.2	645	76	84	424	1.6	0.25	0.18	2.12	6.16	6.89	176
150	0.4	78	9	10	51	0.2	0.03	0.02	0.26	0.74	0.83	21
1982	5.2	678	215	66	532	2.2	0.93	0.87	7.57	13.71	4.50	318
214	0.6	73	23	7	57	0.2	0.10	0.09	0.82	1.48	0.49	34
1335	3.5	114	32	36	100	1.1	0.10	0.07	0.36	0.16	0.80	0
279	0.7	24	7	8	21	0.2	0.02	0.01	0.08	0.03	0.17	0
1630	4.2	201	32	29	115	1.0	0.14	0.13	0.76	0.61	0.99	47
434	1.1	53	9	8	31	0.3	0.04	0.03	0.20	0.16	0.26	13
2301	5.8	173	71	44	124	1.2	0.12	0.06	1.30	1.20	3.42	1
529	1.3	40	16	10	29	0.3	0.03	0.01	0.30	0.28	0.79	0
1836	4.7	783	144	95	349	6.9	0.86	0.26	13.81	16.21	4.72	80
208	0.5	89	16	11	39	0.8	0.10	0.03	1.56	1.83	0.53	9
1245	3.3	273	30	81	219	2.0	0.23	0.11	0.47	0.41	0.95	2
334	0.9	73	8	22	59	0.5	0.06	0.03	0.13	0.11	0.25	0
601	1.5	263	47	118	333	3.6	0.25	0.15	0.87	0.89	1.61	11
114	0.3	50	9	22	63	0.7	0.05	0.03	0.17	0.17	0.31	2
1020	2.6	378	69	109	410	3.6	0.27	0.26	2.67	3.09	2.11	144
181	0.5	67	12	19	73	0.6	0.05	0.05	0.47	0.55	0.37	26

10. 外食

分類	料理名	食品重量	エネルギー	PFCエネルギー比		
				たんぱく質	脂質	炭水化物
		g	kcal	kcal	kcal	kcal
そば	卵とじそば	695	511	98	93	319
		136	100	19	18	62
中華麺	ラーメン	377	407	68	49	290
		93	100	17	12	71
	味噌ラーメン	314	535	75	135	328
		59	100	14	25	61
	タンメン	544	523	73	155	296
		104	100	14	30	57
	五目焼きそば	235	594	62	230	303
		39	100	10	39	51
パスタ	スパゲッティボンゴレ	421	446	96	74	269
		94	100	22	17	60
	スパゲッティナポリタン	451	666	71	175	416
		68	100	11	26	62
	スパゲッティミートソース	445	776	102	247	423
		57	100	13	32	55
	マカロニグラタン	241	470	65	195	210
		51	100	14	41	45
	ラザニア	500	710	125	319	266
		70	100	18	45	37
弁当・その他	パエリア	400	510	113	92	306
		78	100	22	18	60
	洋風幕の内弁当	677	1126	206	398	521
		60	100	18	35	46
	幕の内お重	658	1206	167	457	586
		55	100	14	38	49
	オムライス	294	516	44	116	357
		57	100	9	22	69
	ミックスピザ	387	948	179	369	396
		41	100	19	39	42

無機質							ビタミン		脂肪酸			
ナトリウム	食塩相当量	カリウム	カルシウム	マグネシウム	リン	鉄	B_1	B_2	飽和	一価	多価	コレステロール
mg	g	mg					mg		g			mg
860	2.2	514	82	110	416	4.1	0.24	0.42	2.43	3.19	2.16	296
168	0.4	101	16	22	81	0.8	0.05	0.08	0.48	0.62	0.42	58
1745	4.6	693	43	46	260	1.2	0.44	0.17	1.48	1.71	1.74	13
429	1.1	170	10	11	64	0.3	0.11	0.04	0.36	0.42	0.43	3
1816	4.6	659	78	59	230	2.4	0.15	0.16	3.93	4.96	3.96	16
339	0.9	123	15	11	43	0.4	0.03	0.03	0.73	0.93	0.74	3
1490	3.8	760	86	56	305	1.5	0.46	0.24	5.08	6.40	3.87	40
285	0.7	145	16	11	58	0.3	0.09	0.05	0.97	1.22	0.74	8
1058	2.6	438	38	28	179	0.9	0.17	0.08	6.35	9.77	6.98	24
178	0.4	74	6	5	30	0.1	0.03	0.01	1.07	1.64	1.18	4
1359	3.5	344	319	101	354	3.3	0.17	0.40	4.08	1.58	1.19	35
305	0.8	77	72	23	79	0.7	0.04	0.09	0.91	0.35	0.27	8
1493	3.7	320	42	69	186	2.3	0.19	0.19	4.54	6.88	6.35	1
224	0.6	48	6	10	28	0.3	0.03	0.03	0.68	1.03	0.95	0
1731	4.3	409	114	78	265	2.6	0.37	0.24	9.40	8.68	6.61	49
223	0.6	53	15	10	34	0.3	0.05	0.03	1.21	1.12	0.85	6
818	2.1	252	108	35	207	0.8	0.14	0.20	12.70	5.29	1.39	66
174	0.4	54	23	7	44	0.2	0.03	0.04	2.70	1.13	0.30	14
864	3.4	785	605	67	543	2.6	0.28	0.62	8.95	4.56	1.90	67
127	0.5	111	85	9	76	0.4	0.04	0.09	1.26	0.64	0.27	9
279	1.1	746	93	80	371	1.4	0.27	0.17	1.83	3.36	3.53	323
51	0.2	146	18	16	73	0.3	0.05	0.03	0.36	0.66	0.69	45
1769	4.2	1335	117	127	596	4.2	0.95	0.55	11.78	12.99	8.91	302
157	0.4	119	10	11	53	0.4	0.08	0.05	1.05	1.15	0.79	27
2744	7.0	1229	100	113	522	2.6	0.35	0.32	7.23	18.30	17.89	218
228	0.6	102	8	9	43	0.2	0.03	0.03	0.60	1.52	1.48	18
2001	5.0	293	35	28	154	1.3	0.14	0.17	2.80	4.77	3.23	132
388	1.0	57	7	5	30	0.3	0.03	0.03	0.54	0.92	0.63	26
2350	6.1	544	504	67	834	2.5	0.34	0.48	16.78	13.44	6.58	133
248	0.6	57	53	7	88	0.3	0.04	0.05	1.77	1.42	0.69	14

総監修者・編集委員

■総監修

猿田享男　慶應義塾大学名誉教授

■編集委員（医師）

石田浩之　慶應義塾大学スポーツクリニック助手
○大西祥平　慶應義塾大学スポーツ医学研究センター副所長・教授
小熊祐子　慶應義塾大学スポーツ医学研究センター助教授
片岡邦三　東海大学東京病院講師
◎勝川史憲　慶應義塾大学スポーツ医学研究センター助教授
木下光訓　慶應義塾大学スポーツ医学研究センター講師
竹田　毅　慶應義塾大学スポーツクリニック助教授
橋詰直孝　和洋女子大学家政学部教授
山崎　元　慶應義塾大学スポーツ医学研究センター所長・教授

■コ・メディカル編集委員（栄養士）

○赤尾　恵　赤尾クリニック
秋葉正文　国際医療センター栄養管理室長
荒木順子　東京家政大学家政学部教授
○石井国男　千葉県立衛生短期大学栄養学科助教授
石橋秀幸　慶應義塾大学スポーツ医学研究センタートレーナー
稲富三恵子　稲富胃腸科外科内科病院
○大澤繁男　鎌倉女子大学家政学部教授
大谷八峯　四国大学家政学部教授
○奥村万寿　滋賀県立大学大学院
笠井久美　（株）西洋フードシステムズ　B＆Iメニュー開発指導部
○河合洋見　高知医療センター栄養局長
○菊地兆子　日本ゼネラルフード（株）メディカル事業部技術研修室長
金　慶珠　高麗大学病院営養課長
神田紀子　馬込クリニック栄養相談担当
小城明子　修紅短期大学食物栄養学科講師
○紺野　進　千葉大学病院栄養管理室長
佐々木セツ　平静会大森病院栄養課長
佐藤恵子　鎌倉女子大学家政学部教授
鈴木和子　慶應義塾大学病院食養管理室課長
○武　敏子　鹿児島純心女子大学看護栄養学部助教授
武田純枝　東京医療保健大学医療栄養学科教授
田中　寛　東京医療センター栄養管理室長
津村光子　浜田病院栄養課主任
手嶋登志子　浜松大学健康プロデュース学部教授
手塚　緑　武蔵野栄養専門学校非常勤講師
戸田洋子　公立忠岡病院栄養課長
○長崎洋三　食糧学院非常勤講師
中村丁次　神奈川県立保健福祉大学栄養学科教授
仲森隆子　東海学園大学人間健康学部講師
西方さおり　前・愛育会病院栄養課
野口球子　北里大学東部病院栄養部長
○野路宏安　慶應義塾大学病院食養管理室課長
○橋詰　豊　（株）西洋フードシステムズ部長，コンパスヘルスケア研究会事務局
○福井富穂　滋賀県立大学人間文化学部教授
藤原政嘉　大阪市立大学大学院快活科学研究科教授
古畑　公　和洋女子大学家政学部教授
堀内幸子　大阪市立大学病院
増野弥生　戸板女子短期大学食物栄養科講師
三岩ふみえ　札幌厚生病院栄養課長
○村松多芳子　県立新潟女子短期大学生活学科講師
○森本修三　東邦大学医療センター大森病院栄養部長
○柳井一男　東京慈恵会医科大学病院栄養課長
山崎大治　東邦大学医療センター大橋報院栄養部長
◎山下光雄　慶應義塾大学スポーツ医学研究センター所員（教授）
吉田典代　札幌厚生病院クローン病専任栄養士
○渡邉智子　千葉県立衛生短期大学栄養学科教授

＊50音別　◎編集幹事代表　○編集幹事

> 本書を成すにあたっては，研究ならびに公刊費用について
> コンパスヘルスケア研究会・株式会社西洋フードシステムズ
> より多大の援助・助成を賜わった。ここに記して感謝する次
> 第です。

ユニバーサルデザインで考える食事デザイン・食育
高血圧 ―肥満・メタボリックシンドローム― 食事ガイド

2006年（平成18年）9月15日　初版発行

総監修	猿田享男
編集幹事代表	勝川史憲
	山下光雄
発行者	筑紫恒男
発行所	株式会社 建帛社 KENPAKUSHA

〒112-0011　東京都文京区千石4丁目2番15号
Tel：03-3944-2611／Fax：03-3946-4377
http://www.kenpakusha.co.jp/

ISBN4-7679-6114-9 C3047

デザイン・DTP制作：（株）さくら工芸社／印刷・製本：（株）美巧社
Ⓒ　猿田，勝川，山下ほか，2006. Printed in Japan.
（定価はカバーに表示してあります。）

本書の複製権・翻訳権・上映権・公衆送信権等は株式会社建帛社が保有します。
JCLS ＜（株）日本著作出版権管理システム委託出版物＞
本書の無断複写は著作権法上の例外を除き禁じられています。複写される場合は，
（株）日本著作出版権管理システム（03-3817-5671）の許諾を得て下さい。